【腎虛是早衰多病的根源】

養腎祛濕

精力旺、少生病、更年輕

中醫養生專家
佟彤——著

前言

「腎虛」不是病，是你過度使用了身體

我之所以寫《腎虛不是病》這本書，是因為我看到太多人因為不理解中醫而輕信道聽塗說，誤將「腎虛」等同於性功能障礙，或者誤認為自己的腎臟出了問題。為了治療這些「自以為是」的腎虛，他們不惜一擲千金，甚至被庸醫所騙。

我想告訴各位，腎虛是中醫中的一個重要概念，但中醫所說的「腎」與西醫所指的位於腰部、負責泌尿功能的腎臟，絕對不能畫上等號！而且，腎虛也不僅僅與生殖功能有關。

中醫所說的五臟，不僅僅是位於胸腹部、可以透過超音波或核磁共振檢查看到的實質性器官，更是指五個系統功能和能量的總稱。其中，腎相當於身體這棵大樹的樹根，而心、肝、脾、肺四個臟腑則好比樹葉和樹枝。

往嚴重了說，腎虛就像大樹的根受了損傷；而往輕了說，心臟病、肝炎、糖尿病、關節損傷，甚至是皮膚的光老化（紫外線傷害），這些就相當於樹葉或樹枝發黃枯萎。如果這種情況持續，最終多半會傷及樹根，這就是中醫所說的「久病及腎」。在慢性病增多且人類壽命不斷延長的今天，腎虛的情況只會越來越常見。

人們之所以將腎虛與性功能低下畫上等號，是因為當健康出現問題時，身體會優先中斷生殖功能以保護自身。無論是女性的月經還是男性的性功能，這些不會直接威脅生命的「枝葉」，通常會在其他身體部位出現問題之前先出現狀況，並被身體優先汰除。因此，人們才會錯將性功能障礙視同於中醫所說的腎虛。

其實，只要患有慢性病或慢性損傷的人，腎虛幾乎是不可避免的結局。即便沒有慢性病，隨著年齡的增長，我們也難免會出現腎虛。因為在疾病的長期存在和自然衰老的過程中，我們身體的各個部位都在不斷使用，甚至過度使用，衰老本身就是一種過度使用的結果。因此，腎虛是無法避免的。

因此，腎虛既可能發生在生命後期階段，正如《黃帝內經》所講，女子49歲、男子56歲的「腎臟衰」；也可以發生在身體的局部，例如久治不癒的慢性胃炎、腸炎，或因天天跑步、爬山而導致的關節損傷。這些不斷修復的老毛病和舊傷部位通常特別怕冷，因為過度使用會導致腎虛，而怕冷正是腎虛的典型表現。

所以，腎虛並不是一種具體的疾病，而是生命衰退的過程，也可以稱為「過度使用症候群」。

若是從這個角度來說，補腎的意義非常重大！往小了說，是逆轉慢性炎症、慢性損傷以及由此帶來的局部早衰；往大了說，是在向死而生的生命旅途中，幫助你放慢腳步。

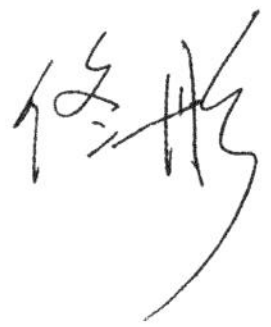

目錄

CH 02　「腎虛」時，身體的樣貌為何？

CHAPTER
01

中醫說你「腎虛」時，到底是哪裡虛了

1
虛，是進化到人類才有的生命智慧

中醫所說的「虛」是什麼？

當我們提到一個人「很虛」時，通常是指他的身體狀況不佳。即使這些人未必有明確的疾病，可能只是體質較差、體力和精力不足。如果去看西醫，醫生通常會建議他們進行各種化驗檢查。如果檢查結果顯示指標正常，即使患者自己感到疲憊，或他人的觀察認為他們氣色不好，甚至顯得衰老，西醫也不會認為他們有病；但中醫則會不同。此時，中醫可能會根據辨證診斷出不同類型或不同程度的「虛」。

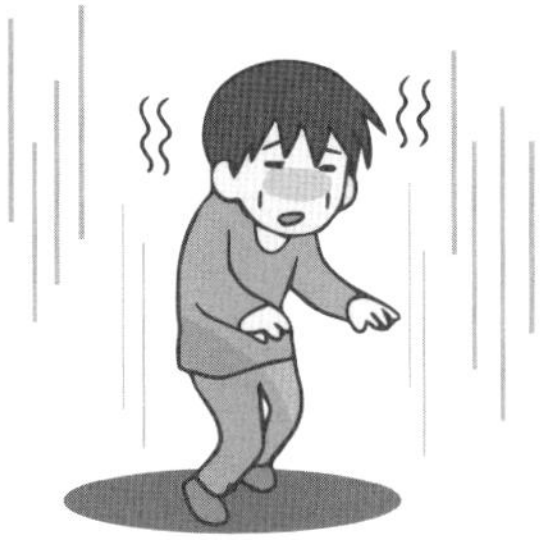

在中醫觀點中，疲勞症狀明顯的人一般有氣虛現象；身體乾瘦、容易

上火的人則一般屬於陰虛；面色無華甚至萎黃的人大多為血虛；特別怕冷的人則多屬陽虛。根據影響臟腑的不同，還有如脾氣虛、腎陽虛等多種虛證，這些都是根據虛證發生的具體原因及其對臟腑的影響而進一步細分出來的。

「虛」這個概念是中醫獨有的。西醫通常只會分為「有病」和「沒有病」這兩大類，非黑即白，甚至「亞健康」也不是西醫的概念，而是約定俗成的用語，更沒有「虛」這類的中間狀態。

西醫側重於治療「病」，例如：腫瘤切除、骨折修復或白血球指數恢復正常，這些都意味著病情在一定程度上得到

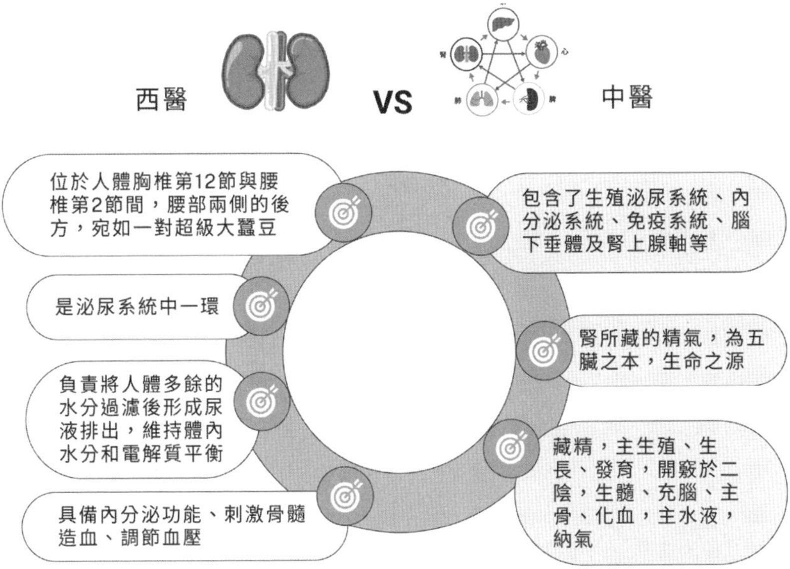

西醫
VS
中醫
位於人體胸椎第12節與腰椎第2節間，腰部兩側的後方，宛如一對超級大蠶豆
是泌尿系統中一環
負責將人體多餘的水分過濾後形成尿液排出，維持體內水分和電解質平衡
具備內分泌功能、刺激骨髓造血、調節血壓
包含了生殖泌尿系統、內分泌系統、免疫系統、腦下垂體及腎上腺軸等
腎所藏的精氣，為五臟之本，生命之源
藏精，主生殖、生長、發育，開竅於二陰，生髓、充腦、主骨、化血，主水液，納氣

控制或治癒。至於患者術後的身體不適，常常讓西醫無能為力。而那些無法明確診斷的疾病，或僅僅感到疲憊、渾身不適但查不出病因的情況，則往往讓西醫束手無策。因為無法確診疾病，自然也就沒有對應的藥物或手術治療可供應對。

然而，沒有疾病並不等於健康。在「沒有病」和「健康」之間，還存在著「亞健康」的狀態。中醫所說的「虛」正是亞健康的一種表現，而人類正是依賴這種「虛」的狀態來延長壽命。

所以，「虛」並不是疾病，而是生物進化到人類這一更高級生命型態的特有階段，甚至是一種只有高等動物才具備的生命智慧。

「虛」是人類獨有的節能方式

為什麼說「虛」是人類獨有的節能方式呢？

在自然界中，我們經常會看到一些魚群，集體巡游到一個海灣產卵後便死亡；而貓、狗、兔子之類也常發生在生產後過世，甚至像竹子在開花後死去[1]……。動物的產卵、植物的開花，相當於人類的生育。動物、昆蟲或植物，直到死亡之前還能繁衍生育，其生育到死亡之間為時很短，幾乎是生

1 編註：竹子開花的週期相當長，由數十年到上百年不等，大部分竹類開的花以黃色為主要的色澤，形如稻穗狀。竹子開花是為了傳宗接代，會把所有能量聚集到花苞上，希望下一代有很好的成長資源，因此莖部會枯掉，開完花後竹子即死亡。

育完成後，生命戛然而止，這麼短的時間間隔，自然沒什麼機會發生虛的狀態。

但人類的情況就不同了。

人類的生殖能力通常在50歲左右逐漸喪失，但從生殖功能停止到壽命終點之間，仍有數十年的時間。這幾十年中，人類依靠什麼存活下來呢？答案很簡單，就是透過「虛」的方式。

因為「虛」代表人體機能和能量的降低、不足，可以視為一種節能模式。人類透過這種「細水長流」的節能方式來延續生命。

從這個角度來看，雖然「虛」會讓人感到不舒服，甚至有些人覺得痛苦不堪，但「虛」能使人「賴活著」。隨著進化歷程的推進以及科學技術的發展，「虛」的存在時間可能會進一步延長，甚至人也會變得更加「虛」。

換句話說，每個人都必須經歷這個「虛」的過程。我們所能做的，就是在這個必經過程中，減少人為造成的「虛」，並改善自然造成的「虛」。

虛的不同層次

與西醫重在治病不同，中醫是「以人為本」而不是「以病為本」，所以才有了虛這個針對人而不是針對病的概念。

中醫的虛，是一個總體概念，根據虛損的不同還可加以細分。按臟腑分類，可以分為肺氣虛、脾氣虛、心氣虛、腎氣虛；按虛的性質分類，可以分為氣虛、陰虛、血虛、陽虛。這些不同的「虛」可以互相兼夾，例如「氣陰兩虛」或「脾腎雙虛」。它們之間並不是簡單的平行關係，還存在遞進關係，互為因果，從縱橫兩個方向互相影響。

簡而言之，肺和心的「虛」比腎的「虛」層次要淺，氣虛的程度比陽虛輕。在所有「虛」損中，腎的「虛」損層次是最深的、最嚴重的，而腎虛又可以細分為腎氣虛、腎陰虛、腎陽虛。

其中，腎氣虛影響的是腎所主的功能，比方「腎司二便」之功能，因此大小便控制不住可能是腎氣虛所致；腎陰虛則是影響身體的結構，所謂「腎藏精」，所以陰虛的人體型大多偏瘦，舌頭也是乾瘦的，就男性與女性而言，生殖所需的物質基礎也不牢固；腎陽虛則影響能量的產生，因為「腎主溫煦」，所以腎陽虛的人會怕冷，可能是全身怕冷或局部怕冷。

每個人都可能有局部腎虛

人們之所以對「腎虛」這件事特別重視，是因為中醫認為腎是「先天之本」。這個概念不僅意味著與生俱來、後天難以迅速改變，還意味著腎的損傷會影響到身體的根本。腎猶如樹木的根部，樹根藏在地下，受損的根比傷及樹枝、樹葉更為嚴重。樹木向上生長的部分，只是這個「先天之本」的後天表現。

不過，好消息是，中醫所說的「腎虛」不一定指全身性的狀況，也可能僅是局部的「腎虛」。而這個局部之虛，並不影響人的生理功能，這樣的患者甚至仍能符合西醫所定義的健康。例如，實際年齡30歲的人可能擁有一個70歲的膝蓋，每個人身上都有不同的薄弱環節與健康的部分共存。不論是先天或後天因素導致的弱點，或是疾病損傷，這些局部的腎虛問題通常會比全身性腎虛更早出現。

由此可見，「虛」是人類必經的過程。隨著人類壽命的延長，這種「虛」的存在時間可能會延續，但這並不全然是壞事。此外，「虛」也區分為各種不同的程度與面向，其中腎虛或許是虛的最深層次；但人們若只是局部腎虛，照樣可以擁有正常的生活，對整體健康可說是瑕不掩瑜。

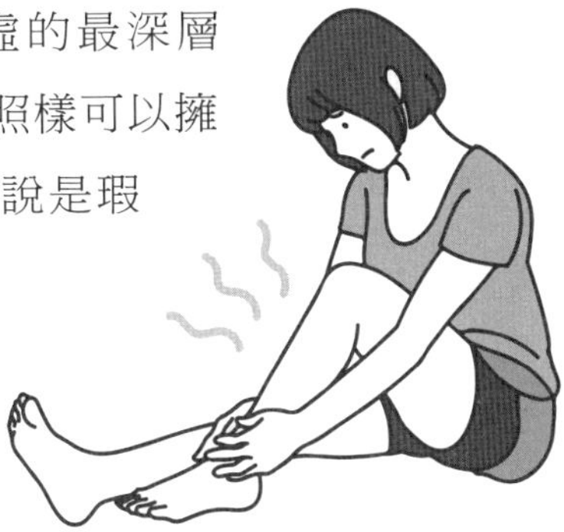

2

虛既然是人類成長必然的發展，為什麼容易腎虛？

從進化角度上看，虛是人類的共同命運和結局。從種族角度來看，華人的體質更容易虛，尤其容易發生兩種虛，一個是脾虛，一個是腎虛。

我曾經寫過一本名為《脾虛的女人老得快：女中醫傾囊相授的養生美容秘方》的書，這本書寫於十幾年前，至今已經再版六、七次，且一直暢銷。這是因為在中醫門診中，至少有一半患者曾被診斷為脾虛，甚至長期處於脾虛狀態。而腎虛患者的比例也很高，這應該和華人的身體結構有一定關係。

一項最新的研究顯示，東亞人在自然演化過程中，基因突變趨向於使腦部變得更大，但這一現象並未在歐洲或非洲人群中發現。這項研究結果解決了一個困擾科學家數十年的爭議問題：為什麼亞洲人的大腦比歐洲、非洲人更大？

30多年前，美國科學家曾進行了一項大規模的全球性人類腦部容量研究，他們對全球2萬具現代人的頭骨進行了調查，結果發現，東亞人的顱腔容積平均為1415立方釐米（cm³），歐洲人為1362立方釐米，非洲人為1268立方釐米。隨後的一些研究也證實了東亞人腦容量比其他種族更大。在2016年中國的一個核磁共振造影研究中，科學家們發現，東亞人的顱頂較高，這使他們顱內能容納體積更大的大腦。雖然目前尚且無法證實腦容量與智力之間的關係，但是腦容量對身體的影響卻早就有了定論。

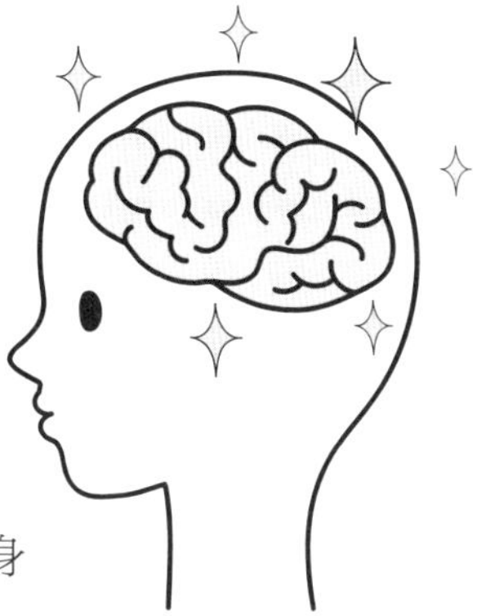

大腦是全身能量消耗最多的器官。大腦雖然只占人類體重的2%，但其能量消耗卻占全身能量的25%。以人類的近親為例，儘管猩猩已經很聰明，但牠的大腦耗能僅占全身能量的8%。可見，人類平日裡看似平靜的思考過程，就能耗掉全身能量的四分之一，更何況我們在現實生活中，經常需要絞盡腦汁呢。

人活著就是一個能量體，活人與死人的區別不在於身體結構的不同，即使是死人，身體結構依然完整，五臟六腑與四肢也都齊全。活人與死人的差別在於是否具有能量，死人的能量已經停止產生，因此全身冰冷。而人的衰老過程，也是能量逐漸減少、衰弱的過程。人一旦年紀大了就會怕冷，這正是因為能量產出減少。也就是說，能量是人類生存與健康的關鍵，而且這個能量是守恆的，全身的能量是有定數的。

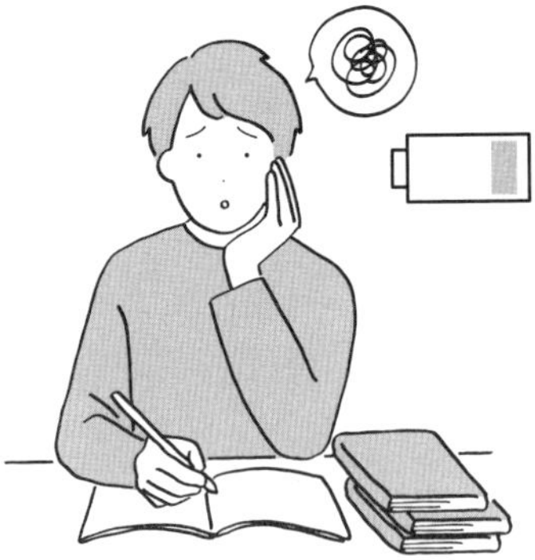

大腦與身體需要共享全身的能量，如果大腦容量較大，相應的能量消耗也會較多，因此會剝奪本該屬於身體的那份能量供應，可能正是由於這個原因，腦容量較大的華人，肌肉相對不太發達，體能普遍不如歐美人。由於脾臟掌管全身的肌肉與四肢，這可能是中國人多數有脾虛體質的原因之一。

既然華人被視為智慧的民族，因此用腦成為我們的強項。我們更依賴腦力而非體力，這進一步增加了大腦的能量消耗。從這個角度來看，華人也更容易出現腎虛的問題。因為中醫的腎是「生髓」的，這個「髓」包含腦髓。中醫認為腎與大腦關係密切，不僅直接受到用腦的影響，也會反過來影響腦力的運作。大腦的運行對身體形成的慢性消耗，更容易導致腎虛。因此，中醫認為腎所主理的部位容易成為薄弱環節，例如白髮早生、腰腿痠軟、容易失眠等，而這些症狀又最常見於高度用腦的族群。詳情將在本書後續章節中進一步說明。

此外，這種虛弱反而可能延長我們的壽命。了解這些原理後，我們會明白，正確的健脾補腎不僅能延長壽命，還能提高生命品質。

3

傷腎就是傷「命根」，這不是在嚇唬你

腎虛可不等於腎臟有病

「腎虛」是一個容易引起誤解的概念，許多人常將「腎虛」錯誤地認為與性功能障礙相同，認為這是一個難以啟齒的隱私問題；或以為自己的腎臟出了問題，擔心腎臟無法排毒，甚至威脅生命……擔心問題嚴重，身體在全面崩潰。

其實，這是因為你對中醫中的「腎」這一概念缺乏了解，因此先誤解了中醫的診斷，隨後又錯用了補腎藥。

「腎虛」是中醫的概念，中醫的「腎」與西醫所指的腎臟並非同一概念，「腎虛」也不僅僅包括性功能減退。簡單來說，中醫所指的腎虛，或者更確切地說，本書所說的腎虛，是一種廣義概念，指的是人體過度使用後的結果，而非一種疾病。

中醫所說的五臟，不僅指身體內的實質性器官，還是五個系統功能和能量的總稱。因此，無論是「腎虛」還是「脾虛」，都不單純是某個器官的疾病，而是人體不同層次的機能和能量產出發生狀況。

中醫說的腎到底是什麼？

具體來說，中醫中的「腎」是生命的根基，猶如人體這棵大樹的樹根，而脾、肺、肝、心等臟則是由這個樹根長出的樹枝和樹葉。「腎虛」之所以在中醫中備受重視，是因為它意味著大樹的根部受損，這也就是中醫所說的「久病及腎」。所有的疾病，無論最初發生在哪裡，只要過度使用、損傷持久且病程延長，最終都可能傷及「腎」。中醫通常都會給出「腎虛」的診斷。這就像樹枝或樹葉被蟲子啃食或折斷，當傷勢嚴重時，最終會影響到樹根，危及整棵大樹的生命。

所以，無論是心臟病，還是肝炎、糖尿病，在後期的治療和調養上，中醫通常都會補腎。這是因為長期的慢性疾病意味着身體某個器官或組織被過度使用，最終動搖了樹根和地基。從這個角度來看，「腎虛」在某種程度上也是疾病進展的指標，是比心氣虛、肺氣虛或脾氣虛相對嚴重的一種身體狀態。

腎虛不是病，是身體的過度使用

人到了老年，腎虛幾乎是無可避免的，這就像大樹樹齡過長，樹根容易變得不穩。過去能承受的風吹草動，現在可能就無法承受了。如果不加強鞏固，大樹最終可能會衰老致死。所以，對於老年人來說，腎虛是一種自然的衰老狀態，不能算是生病，即便他們已經有補腎的需求了。

但如果這種情況發生在年輕人身上，那就有所不同了。即便中醫診斷你為「腎虛」，也並不意味著你的全身都開始衰老或出現問題。比方說，一個膝關節曾受過傷的人，遇到雨天、冷天關節容易疼痛，這就是膝關節虛（即局部腎虛），因為受傷是一種過度使用的表現，身體會主動對它進行修復，而頻繁的修復會導致能量供應不足，從而使該部位局部發涼怕冷，這就是腎虛的典型表現。然而，這名患者可能仍然年輕，甚至可能是一位成績優秀的運動員。只是他的膝關節因為過度使用而提前衰老，這也就是我們常說的：「30歲的人，70歲的膝關節。」

再舉一個例子。大家都知道，食道癌的發生與經常食用燙的、辣的或其他刺激性食物有關，這些食物會損傷食道黏膜。食道癌患者食道的使用強度，比溫柔進食者要大得多，癌症就是在這個基礎上產生的。所謂癌症，其實就是細胞在不斷修復過程中出錯的結果。當某個部位過度使用時，身體可能會進行過度修復，這樣就增加了出錯的機會。因此，癌症也可以視為「腎虛」的結果之一。正因如此，幾年前有研究嘗試利用補腎藥來防治食道癌。河南林縣的食道癌發病率較高，中國的中醫界針對這一問題展開了努力，所選藥物便是經典的補腎藥，用以逆轉，就是要透過補腎方式，改善細胞修復的能量，防止細胞異常增生。

至於「腎虛」與性功能障礙之間的關係，也猶如樹根和樹枝一般，性功能只是整棵大樹上的一根樹枝而已，當樹根出問題時，性功能這個樹枝肯定也會受影響。相反的，如果性功能過度使用，就如同這根樹枝被風吹雨打、過度摧殘，最終會殃及樹根；所以，腎虛時會影響性功能，而過度縱慾，也必將腎這個根基耗虛。

澄清腎虛的幾個概念

由此可知，提到「腎虛」，有幾個概念需要先釐清。首先，「腎虛」指的是身體根基出現了問題，而根基出問題會影響不同的枝葉，因此表現的症狀也會不同。這些症狀可以是性功能障礙、心肺疾病，或者骨骼問題。

其二，身體的各個器官和組織都是人體這棵大樹的枝葉。如果這些枝葉長時間病弱，必然會累及作為樹根的腎，從而導致腎虛。因此，除了年老體衰的老人之外，久病之人和有舊傷之人也難逃「腎虛」。因為久病和舊傷同樣屬於身體的過度使用，只不過它們導致的是局部腎虛。因此，從這個角度來看，補腎藥不僅是所有慢性病的治療藥，也是保養藥，甚至是抗衰老的良方。

4
腎陰虛、腎陽虛、腎氣虛的區別

中醫所說的腎虛，具體可分為腎氣虛、腎陽虛、腎陰虛三種虛。

腎氣虛

首先談談「腎氣虛」。

按照中醫的理論，腎具有「納氣」的功能。「氣」的狹義含義是指呼吸之氣，腎能攝納肺所吸入之清氣，防止呼吸動作過於表淺。腎氣充足時，人的呼吸才能平穩和深沉，並確保每次呼吸都能吸納足夠的氧氣。許多慢性支氣管炎、肺源性心臟病的患者，呼吸都很淺，而且是吸得少呼得多，尤其在病情危重的晚期，患者可能會出現中醫所說的「腎不納氣」。這意味著腎這個樹根已無法給予肺這個樹枝足夠的支撐，這種情況正符合了西醫所說的「呼吸衰竭」概念。

腎氣除了能幫助肺固攝呼吸之氣，還有固攝水分的作用，因為中醫稱「腎主水」。水和氣正是生命的基礎，也是生命的重要環節，而這些都是由腎負責掌管。肝病或心臟病患者，在病程晚期常會出現嚴重的水腫；或是老年人發生小便失禁、頻尿等症狀，常會被辨證為「腎氣虛」。腎氣虛時，身體的各個防線都會因為功能降低而失守——呼吸短淺是氣的最後一道防線失守；嚴重的水腫或尿失禁，則是水的最後一道防線失守。

腎陽虛

「腎陽虛」是在腎氣虛基礎上更進一步的表現。身體的所有生理機轉，最終目的都是為了產生能量，以維持體溫的恆定。若能量產生功能不足，能量產出減少，人就會畏寒怕冷，尤其是下半身（膝蓋以下）或後背部，這就是腎陽虛的表現。

因為陽象徵著火和熱，陽虛代表火源減弱，火力不足自然會感到寒冷。畏寒主要集中在後背和下肢，從西醫的角度來看，這些部位與心臟距離較遠，心臟無力時，血液無法及時推展到這些部位，因此會感到寒冷。當心臟搏動無力加重時，不僅會導致心氣虛，還會殃及五臟六腑的根基——腎。中醫稱背部為陽（因為向陽），這裡也是足太陽膀胱經經過的地方。當身體虛弱已經達到腎陽虛的程度時，陽經的總體能量不足，因此背部會感到寒冷。

若頭部特別怕冷，則意味著已經有腎陽虛的情況。中醫提到：「頭為諸陽之會。」頭部是氣血匯集、陽經交匯之所在。因此，冬季外出時，人們常會佩戴圍巾，因為脖子後面有三個易受風的穴位，分別是風池、風門和風府，但不一定會戴帽子，因為頭部的陽氣最為充足。夏天天氣炎熱時，有些活蹦亂跳的小男孩頭頂上甚至會冒著蒸蒸熱氣，這是因為氣血都集中在這裡的緣故。

由此可見，腎氣和腎陽是朝著同一方向發展的，它們可以個別存在，也可能同時出現。

腎陰虛

第三種腎虛的類型是「腎陰虛」，這與腎氣、腎陽的發展方向不同。陰虛意指體內水分不足，因此腎陰虛的人比較怕熱。然而，這種怕熱並非因內在火力旺盛，而是由於水分不足，導致相對而言體內的火（熱）顯得過多。

陰與陽，除了代表水和火的屬性，還分別代表物質基礎和生理功能。若將人類的生命歷程比喻為一根燃燒的蠟燭，蠟燭上的火苗就是腎陽、腎氣，蠟燭本身就是腎陰。腎陰是腎陽的基礎，腎陰虛則代表生命蠟燭的體量變小了，這也就意味著人體本身的物質結構不足。所以，腎陰虛的人一般都偏瘦，因為肌肉、脂肪就是人體的物質基礎，就是中醫所說的「陰」。

人一旦生病，通常是身體原有的功能先失調，這就如同火苗燒得太旺，會使蠟燭快速消耗，蠟燭本身迅速變小變細，這樣身體就會從腎陽虛轉變為腎陰虛，中醫稱這種情況為「陽損及陰」。這種影響身體物質結構的情況，通常病情較為嚴重，或出現在長期消耗性的疾病中，例如糖尿病、甲狀腺機能亢進、結核病和癌症等長期慢性疾病，患者在病程後期往往體型消瘦，並常伴隨腎陰虛的症狀。

既然腎陰是腎陽的基礎，它們就有互相影響的特點。所以，中醫要滋補腎陽時，往往都是在補腎陰的基礎上完成的，最具代表性的方劑是補腎陽的經典方——「金匱腎氣丸」（參考p.214）。「金匱腎氣丸」是以補腎陰的經典方「六味地黃丸」為基礎，加上補腎陽的肉桂和附子，這相當於在增加蠟燭體積的同時挑亮火苗，這樣才是萬全之策。

反之，如果單純補腎陽，就要冒著竭澤而漁的風險。舉例來說，壯陽藥就是一種作用單一且藥效強的補腎陽藥物，這種用藥方式往往會讓身體在短時間內激發過多能量，提早將蠟燭燒盡，因此，人也會早夭短壽。正是因為這個原因，中醫在涉及陰陽的養生原則中有一句話：「奉陰者壽」，意思是——唯有把人體之陰（腎陰）給照顧好，才能延年益壽。這句話清楚點明了陰陽之間的關係，它們並非獨立存在，而是互相依存、互為因果。

舉例來說，肩周炎或肩膀經常感到冷痛的人，服用補腎陰的「六味地黃丸」可以改善症狀。這是因為「六味地黃丸」藥性平和，透過增加蠟燭本體的體積，使火苗更旺，這也能助陽，因此改善了腎陽虛引起的肩膀冷痛。

中醫腎虛三種證型的表現

腎陰虛	腎陽虛	腎氣虛
陽痿	腰痠	體弱
腰膝痠軟	腰疼	易疲勞
怕熱	畏寒怕冷	氣虛
手心出汗	手腳冰涼	失眠
口乾舌燥	喜喝熱水	盜汗
喜喝涼水	尿頻	手腳無力
失眠多夢	尿多	面色蒼白
記憶衰退	尿不盡	
頭髮早白	精神不振	
遺精	無精打采	
牙齒鬆動脫落		

5

「腎虛」等於性功能障礙嗎？這個誤會確實有點道理

人們對「腎虛」最大的誤解是將其與「性功能障礙」畫上等號，因此一些補腎藥也被誤認為類似「威而鋼」的壯陽藥，甚至成為說笑的談資。

腎虛與性功能障礙的因果關係

如前所述，「腎虛」指的是人體這棵大樹的根基不穩固，而性功能只是這棵大樹的一根樹枝。當出現性功能障礙或性慾低下時，若就診於中醫，可能會被診斷為「腎虛」，尤其是伴隨怕冷、腰膝痠軟等症狀時，更是如此。

然而，腎虛的人不一定會有性功能障礙，他的問題可能出在另一個與腎系統相關的器官，例如膝蓋。若膝關節曾受過傷，每逢陰雨天就會感到不適，特別怕涼，這種情況可以透過施以補腎藥的藥物（如六味地黃丸）來改善膝關節的痠軟和痠痛，但這種腎虛的情況未必會影響患者的性功能。

腎虛＝性功能障礙，這個誤會是怎麼產生的？

為什麼「腎虛等於性功能障礙」這個誤解也有其合理性呢？人一旦有「腎虛」問題，的確性功能也最容易出狀況，這正是這個誤解有其合理性的原因：因為整體健康就像「青山」，而生殖功能則是青山上的「柴草」。

任何物種的存在，都有兩個最重要的生存目的，所有的生理機能和結構特徵都是圍繞這兩個目標進化的：一是生存，一是繁衍後代，這樣才能確保物種的延續。「食色性也」這句話說得非常精妙，正是對這兩個生物本能和生存目標的最精煉總結。

人類要生存，必須攝取足夠的能量，因此每天都需要進食以獲得這些能量。而蛋白質、脂肪、碳水化合物這三大主要營養素，其最重要的功能是提供身體能量，相比之下，維生素、礦物質和微量元素等營養成分則相對次要。

身體能量不足時，就會捨棄一些東西

然而，我們所攝取的營養能轉化為能量的量是有限的，人體轉化能量的能力也不是無窮無盡的。因此，生命始終面臨「棄車保帥」的抉擇。一旦遇到能量需求無法完全滿足時，身體會優先捨棄次要需求，以確保主要需求能夠得到滿足。

舉例來說，當營養不良或氣血不足時，人的臉色和頭髮狀況會首先變差；在重大疾病發生之前，通常也會感覺氣色變差。這是因為，相對於內臟器官，頭髮和皮膚的重要性較次要。即使頭髮脫落或皮膚變黃，雖然影響外觀，但不會威脅生命。這是一種自然的生命調節過程，藉由減少對皮膚和頭髮的營養供應，將節約下來的氣血提供給生命攸關的部位，如心臟、肝臟和腎臟等內臟器官。

好比人體咽部的扁桃腺或結腸上的闌尾，大多會在出生前後開始萎縮。這是因為它們對生理機制的功能性不高，身體為了節省能量，會使這些次要部位逐漸萎縮。

再比如，女性到了更年期，完成了生殖任務，月經就會停止，卵巢、子宮、乳腺等結構就會萎縮。這些變化都是身體為了維持生存而採取的節能措施。

至於繁衍後代的功能，則是生物自身的生存確保之後，才會開始重視的首要任務，這也是物種賦予每個生命的本能和責任。繁衍繼起之生命對物種來說至關重要，因此性衝動和被人類文明賦予情感色彩的愛情，遠遠超過其他慾望。

但是，即便是為了維持繁殖，將性進化成本能的衝動；

即便愛情是人類永久的話題，生殖繁衍仍然在自身生存之下。也就是說，必須先確保自身生存，才能考慮繁衍後代。這正是所謂「留得青山在，不怕沒柴燒」，當青山和柴草都面臨危機時，保住青山（即自身生存）是更強烈的本能，此時生殖功能及與之相關的其他功能可能會被忽略。

生殖必然讓位於生存

研究顯示，當女性的體內脂肪在短時間內減少10%時，可能會導致月經停止。中長跑運動員王軍霞在她的書中提到，由於訓練過程非常艱苦，她曾經沒有月經，這估計就是因為她的體脂肪過低所致。後來她退役，人也變得圓潤許多，還生了兩個孩子。這很可能是因為退役後她的運動量減少，體脂肪增加，月經也就恢復了[2]。

脂肪是身體儲存能量的保證。當體脂率低於10%時，意味著人體的能量供應不足。為了生存，身體會立即進行調整，除了臉面、頭髮顧不上外，接下來會優先減少與生殖相

2 編註：體脂率是什麼？指全身脂肪重量在人體內所占的百分比（%），而超過或少於一定的數字時，即代表有健康相關風險。一般而言成年男性體脂肪率超過 25%，成年女性超過 30% 就是肥胖；而男性體脂率介於 15~25%，女性體脂率介在 20%~30% 則為正常值，確切的數據會因為年齡有所差別，年齡愈大體脂率通常會越高。研究顯示女性假使體脂降到 20%以下、甚至更低，雌性激素可能開始停止分泌，出現類似停經現象，皮膚出現皺紋、容易骨質疏鬆。甚至有過度節食的女性，原本體脂 40%，減到 30%就開始出現生理期的現象。

關的功能。在女性身上就是透過停止月經的方式節能，停掉生育的可能性。

男性情況也是類似的。男性的精子是從睾丸中產生的，一旦身體受傷或病重，睾丸的生精功能會立即停止，待身體有所恢復，睾丸才會再次產生精子，這一點，中醫早就意識到了。

一位腫瘤治療的中醫專家提到，他遇過幾個特殊的病例。這些男性患者在住院期間經由中藥治療後病情穩定，春節假期時被允許回家過年，但在正月十五之後回到醫院時，醫生發現他們的病情復發或加重。

醫生一開始感到困惑，因為出院前病情已經穩定，患者回家後也按照指示服用藥物，且沒有感冒或發燒等意外情況，為何病情會加重？經過詳細詢問，發現這些病人回家後皆有了性生活。一般人可以應付的性生活，卻消耗了這些病人剛補充的氣血，使他們的氣血因性生活中的排精等生殖活動而變弱。這就是為什麼中醫在養生治病過程中強調「節慾」，因為任何慾望都會消耗能量，而生殖的性慾念又是最強且最耗能的。

很多歷史傳說、八卦軼事中，常有風流致死，或使用春藥致死的情節，其中確有文學誇張之處，但也不乏醫學依據。這些情況無非是因生殖活動消耗了自身的生命資源，為了「柴草」而忽略了「青山」。曾經有人開玩笑說「精盡人亡」，這種說法在能量消耗的角度上確有其道理，正是「生殖之精」掠奪了「生命之精」的結果。

雖然生殖是物種繁衍的重要任務，但在自身生存面臨危機時，生殖功能必須讓位於生存需求。當生存出現問題時，身體會優先保護生存功能，生殖功能往往會被削弱。因此，雖然「腎虛」不等同於性功能低下，但當出現腎虛時，首當其衝受到影響的可能是生殖系統和性功能（性慾）。就像皮膚和頭髮沒有心肝肺重要是一樣的道理，生殖機能中的精子生成和月經有無，並不影響自身的生存，因此腎虛時，男性的性功能和女性的月經最先會受到影響。

6
人們為什麼容易誤會中醫

中醫和西醫的對立是如何產生的

中醫理論中的「腎虛」、「脾虛」這類概念，經常會遭到誤解。曾經有人問過：一個因病摘除了腎臟的人，去看中醫卻被診斷為腎陰虛或腎氣不足，需要補腎，那麼腎臟都切除了，怎麼還需要補腎呢？

提出這類質疑的人，往往不夠了解中醫。他們把中醫的五臟等同於身體內的五個實質臟器，這就是對中醫及其「腎虛」概念的誤解根源。

中醫與西醫是完全不同的醫學體系。西醫是在近代科學背景下發展起來的，科學的特點是從外部觀察事物。西醫透過解剖學了解身體的結構，以及結構變化所產生的問題，因此自然會用相同的觀念來看待中醫。

中醫和西醫的區別

中醫的發展背景並非基於科學，而是與人類歷史相伴而存在，中醫學發展的歷史遠比科學發生的歷史要長。最初的中醫學，根據當時的時空背景及認知，去摸索並認識疾病，進而發展出應對疾病的方法。這些認知奠基於人類對身體的感受，而身體所能感覺到的，絕對不是生理結構。例如，心臟的「二尖瓣狹窄」並不是透過感覺來察知的。身體所能感覺到的是能量和功能上的變化，是二尖瓣狹窄導致心臟泵血無力，從而產生心慌（心悸）、疲勞等症狀。再舉個例子，當人的生理結構出現問題，血液不能有效輸送到四肢末端，致使肢體能量不足而發涼，這種寒冷的感覺也是可以察覺到的。

由於醫學立論的基礎不同，西醫側重於生理解剖結構，而中醫則側重於功能和能量。活人和死人的區別，其實不是結構上的差異，而是功能和能量的有無。健康的人與病人、年輕人與老年人的區別，主要在於功能的強弱和能量的產出多寡。生理機能弱，能量產出就少，人就容易疲倦，容易感覺寒冷，這些都是病人和老年人常見的症狀。

為什麼中醫沒有解剖學

北京中醫藥大學的劉天君教授曾經寫過一篇很有價值的文章，有助於大眾了解中醫，以及接受中醫的理論立足點。他說：

「近一個世紀以來，從『宇宙大爆炸理論』到『弦理論』，豐富了人類對事物終極存在的認識，大爆炸理論認為，宇宙是由一個緻密熾熱的奇點在一次大爆炸後膨脹形成的。在大爆炸之初的極短時間裡，物質只能以中子、質子、電子、光子和中微子等基本粒子型態存在。而弦理論認為，這些基本粒子的構成並不是點狀粒子，而是一小段能量弦線。這兩個科學假說提示人們，宇宙萬事萬物之最初，是以能量形式存在的，如果能用事物以能量形式存在的眼光，來看待中醫，理解中醫理論體系的學術內容，就比較容易了。」

他解釋說：「中醫的氣就可以看作是生命的能量形式！」中醫認為，宇宙萬事萬物聚而成形，散而為氣。聚則形而下，散則形而上，二者互相轉化，這與現代物理學的物質與能量相互轉化多麼相似！中醫治療旨在調理人體的氣化運行系統，建立這個系統，不是從形而下，而是從形而上入手的。所謂陰平陽秘、陰陽平衡，是指氣化運行的平衡，即生命能量形式的平衡。。

就是因為這個原因，中醫才沒有深究人體結構，但這並不代表中醫沒有人體結構的概念，《黃帝內經》中有如下文字記載：

黃帝問於伯高曰：「余願聞六府（腑）傳穀者，腸胃之小大長短，受穀之多少奈何？」

伯高曰：「請盡言之。穀所從出入淺深遠近長短之度，唇至齒長九分，口廣二寸半。齒以後至會厭，深三寸半，大容五合。舌重十兩，長七寸，廣二寸半……」

仔細看看經文中記載的十二經脈循行路線，若沒有充足的解剖學知識，根本無法描述這些細緻的路線。

所以，中醫並不是沒有解剖學，之所以沒有將人體解剖置於最主要內容，是因為更關注身體機能和能量的變化，對於固定甚至僵化的身體結構則較少關心。

人體結構可以視為分開的獨立器官，各司其職，但是它們也會因為特定目的而產生連結，共同完成一些生理作用。西醫相對更重視器官的各司其職，而中醫則更關注五臟系統協同作用的結果；所以，中醫更著重於整體，「整體觀」就是其理論的特色和高人之處。時至今日，連西醫學也逐漸注意到這點且逐漸採納。

中醫的五臟不同於西醫的五臟

了解這些之後，我們可以理解，中醫所指的五臟不同於西醫的五臟，它們不是通過超音波或X光檢查所看到的獨立實體器官。中醫的五臟不僅不是結構性的、單一的，甚至是不定位的。事實上，五臟是中醫對不同層次的機能系統和能量系統的命名。中醫所指的每個臟腑，都是一個功能系統的總稱，不同的臟腑主管不同的功能，而且這些功能之間有密切聯繫，彼此相互影響。

如果一個人遭遇車禍，傷了脾，甚至切除了脾臟，去看中醫時，也未必會被診斷為脾虛，因為西醫眼中的脾臟主要負責儲藏血液和免疫功能，基本上不參與消化。而中醫所說的脾主運化，不僅包括氣血的運化，還包括食物的運化，也就是消化系統。因此，中醫診斷為脾虛的人，大多有消化不良的問題；但脾臟切除的患者若腸胃道功能不受影響，則未必會有消化系統的問題。即便病患已經沒有脾臟，中醫在切脈看舌象後，仍可能不會診斷為「脾虛」。

簡而言之，中醫側重的是身體機能以及機能產生的能量變化。切除或損傷一個器官後，透過其他器官的代償作用，喪失的功能就可以得到彌補，這就是中醫所關注的問題，也是中醫所要達成的目標。

舉例來說，一個貧血的人因為紅血球數量不足、血色素濃度偏低，去看中醫時可能會被開補血藥。即使這些補血藥不一定能增加紅血球的數量，但服藥一段時間後，貧血導致的頭暈眼花可能會好轉，儘管紅血球的數量仍然偏低。這是因為中醫所開的補血藥能激發紅血球的潛力，使它們的功能超水準發揮，一個紅血球發揮了兩個甚至三個紅血球的功能。儘管生理結構未變，但功能卻達到了最大化。

反過來說，一個沒有貧血的人，也可能出現臉色蠟黃、頭昏等中醫稱之為「血虛」的表現。這並非因為他們缺血，而是缺乏用血的能力。他們的紅血球功能不足，在中醫眼中，這些人的血是「死血」，其中的「死」意指缺乏活力，而這種活力就是中醫所說的「氣」。

中醫有氣、血、津液的概念，而西醫也有血液和體液的概念，但唯獨缺少「氣」這個概念。中醫最重視的就是「氣」，它類似於功能，是身體能量的生成基礎。現代人的營養攝取都很好，除非有特殊疾病，貧血的發生機率應該很低，但為什麼「血虛」的人反而越來越多呢？

這可能與營養吸收化生氣血的能力有關，而這種能力隨著經濟發展和生活安逸而降低，主要原因就是「氣虛」。

中醫辨證中，有一種特殊體質稱為「尊榮人」，具體形容是「骨弱、肌膚盛」，就是形容體態看來肥胖而虛弱的樣子，這種情況在古代大多見於養尊處優的富貴人家。

既然是飲食營養狀態最好的富貴人家，為什麼還會虛？

這與現代「血虛」的發生原因類似。表面看來是運化營養的能力低下，但人不是容器，也不是機器，不能只是把營養裝進去、把血輸進去，病就會痊癒，人就有元氣精神。最重要的是要能有效使用這些所謂的營養，而這就要靠中醫所說的「氣」。

最能幫助人們理解中醫的一句話，不是「陰陽平衡」，也不是「天人相應」，而是孔子說的「君子不器」。雖然這是個哲學概念，但綜觀中醫的理論脈絡，其實一直都在實踐這個「君子不器」。具體而言，就是不拘泥於刻板的身體結構，而是重視身體的功能和產生功能的能量，把人體當成一個活的有機體。

從這個意義上看來，中醫學更是一門以人為本的學問，且是關注活人的學問；而西醫的專長在於治病，且這個病以身體結構為基礎。若能充分了解這一點，便能正確理解腎虛的概念，不會再誤以為腎虛相當於腎臟功能衰竭，等同於性功能低下。

7
人從幾歲就開始「腎虛」了？

20幾歲就要開始抗衰老了

幾年前，一位知名樂團的主唱在久未露面後，突然出現在眾人眼前。人們驚訝地發現，他手裡總端著一個泡著枸杞的保溫杯。於是大家開始感嘆：「連當年的熱血青年，也已經到了需要養生的年齡，他們老了！歲月果然不饒人！」

從那之後，「保溫杯裡泡枸杞」就成了人老的標誌。事實上，使用保溫杯的多為40歲以上的中年人。雖說枸杞確實有補腎的功效，但若等到40歲才開始泡枸杞，想要延緩衰老，幾乎是杯水車薪，因為人體的衰老早在20幾歲時就已經開始了。

一般人要到25～30歲左右，生理和心理狀態才達到成熟。俗話說：「嘴上沒毛，辦事不牢。」嘴上有毛（長鬍子）一般是接近30歲的時候，這時也是人體最後一個器官——占大腦半球表面前三分之一的額葉——發育成熟的時期。

法國科學家曾研究了從新生兒到91歲老年人的大腦切片，發現人腦中額葉的突觸密度直到30歲左右才逐漸穩定，這個時候也是長智齒的時期。約有70%的人會在此時長智齒。智齒的出現，因其通常在身體達到成熟狀態時才會長出，不僅是成熟的象徵，也是人類衰老的開始。所以，如果想透過枸杞抗衰老，應該從長智齒的時候就開始才是。

少白頭多半是因為過度用腦

一個日益普遍的現象證實了這個理論，那就是越來越多的「少年白」。

頭髮早白，已經成為現今社會普遍的「職業病」。只要有產品號稱能「烏髮」，大家肯定會趨之若鶩，傾囊購入。之所以白髮出現得越來越早，就是我們年紀輕輕就做了許多傷腎的事情，其中最主要的就是過度用腦。

在所有傷腎的因素中，過度用腦是最主要的原因。有個補腎藥的廣告詞說：「感覺身體被掏空」，這形容得很貼切。而最能掏空身體的，不是體力勞作，而是大腦的過度使用。大腦雖然只占全身體重的2%，但它卻消耗了全身能量的

25%。前面提過，我們的腦容量比歐美或非洲人要高，維持常規運作已經消耗大量能量，如果你還每天冥思苦想，高度用腦，必定會消耗更多能量。所以中醫說「思勞傷脾」而「心血暗耗」。

身材偏瘦很有可能就是「陰虛」

「思勞傷脾」是指那些經常用腦過度的人，他們的體力通常較弱。因為「脾主肌肉」，過度思慮會導致大腦高強度使用能量，從而掠奪了原本屬於肌肉的能量。當肌肉無力時，脾臟的功能也會因此更加虛弱。

「心血暗耗」是指身體出現陰虛狀態。中醫中的「陰血」代表身體的物質基礎，就像燃燒中的蠟燭本體。當過度用腦時，思維處於高度興奮狀態，能量消耗過大，火苗就會燒得更旺，這會加速蠟燭本體的消耗。因此，那些用腦過度或情緒過於敏感，常常因小事糾結的人，通常體態偏乾瘦。這與俗話所說的「心寬體胖」相呼應，說明情緒放鬆有助於維持健康的體態。

體態偏瘦是身體物質基礎被過度消耗的結果，中醫將此狀態稱為「陰虛」。當陰虛狀況惡化到一定程度時，則會發展為「腎陰虛」。林黛玉雖然患的是肺結核，最初表現為肺氣虛和肺陰虛，但隨著病情惡化，她逐漸變得乾瘦，這是典型的腎陰虛表現。除了她本來體弱多病之外，加上「久病及腎」之故，再加上她個性過於敏感，凡事想得太多，思慮過度，這些都加重了她的「心血暗耗」，最終導致腎陰的損傷。

五臟與人體的關係

五臟	五官	形體	情志
肝	目	筋	怒
心	舌	脈	喜
脾	口	肉	思
肺	鼻	皮	悲
腎	耳	骨	恐

為什麼有些人補腎效果不明顯？

許多人知道自己「腎虛」，也不斷嘗試補腎，但效果往往不明顯。可能的原因除了用方用藥是否選對，劑量是不是足夠，能不能持續用藥之外，還有另一個重要因素：只要生活在這個世界上，每天都要面對新的「思勞傷脾」和「心血暗耗」。為了生存，我們不得不應對各種壓力與競爭，這些都需要頻繁用腦，結果往往導致補腎速度跟不上消耗的狀態。

有句話說：「仁者壽」。能夠稱為「仁」的人，往往寬容豁達，不會和別人計較，自然也不會與自己過不去。他們活得自在放鬆，心態正向，因此大大減少了因糾結而造成的大腦能量消耗。這樣，他們自然也就躲過了「勞心勞神」導致的腎虛，生命的蠟燭燃燒得有節制，壽命也因此更長。

8
給孩子開「六味地黃丸」的那個醫生，後來怎麼樣了？

宋代兒科名醫的神奇處方

給孩子開「六味地黃丸」合適嗎？

多數人刻板地認為「六味地黃丸」是補腎藥，只有大人才會有腎虛的問題，才需要使用六味地黃丸。因此，有些人擔心給孩子服用補腎藥，會不會促使孩子性早熟？

事實上，「六味地黃丸」原本就是一帖為了孩子所設計的處方。六味地黃丸是由宋代著名的兒科專家錢乙所創立，當初他將此方開給一些生長發育遲緩的孩子使用。這些孩子有共同的問題——「五遲五軟」，包括立遲、行遲、語遲、髮遲、齒遲，以及頭項軟、口軟、手軟、足軟、肌肉軟等情況。

為什麼要給這樣的孩子服用補腎藥呢？因為人剛出生時，就像一棵大樹的幼苗。幼苗的根部很細，入地尚不夠深，稍有風吹草動，樹苗就可能被吹倒。如果這棵樹苗先天不足，根部就會更淺更細，連帶枝葉的生長也會變得緩慢稀疏。這種情況在人身上，就表現為「五遲五軟」。

對於這種先天不足的樹苗，根本的辦法是強健樹根，細心施肥澆水，甚至需要格外呵護，才能讓它儘快扎根，將吸收的養分輸送到枝葉上，使它能夠像其他樹苗一樣茁壯成長。在中醫治療中，這種針對樹根的補給方法就是「補腎」。

因為在中醫裡，腎就像生命的樹根和地基。既然是根基，就可能在人生的兩個階段出現問題：一是在出生之初，由於根基尚未扎深，因此孩子基本上都會出現「腎虛」的情況。中醫認為，腎是「先天之本」，在某種程度上，它的質量由基因決定，或受母親體質及孕育環境的影響。如果基因或孕育環境有問題，「先天之本」可能不足，孩子的腎虛情況就會比較嚴重；具體來說，所有與生長發育相關的細節都可能會受到影響，而「五遲五軟」就是一個極端的典型例子。

還有些孩子雖然先天發育正常，但成長速度比一般孩子慢一些，可能到了5、6歲還會尿床，這也是典型的「腎虛」表現。治療這類尿床問題，可能會使用「六味地黃丸」或

「五子衍宗丸」。儘管目前這些方劑多用於成年人，但其處方的方義與作用機理是一致的。

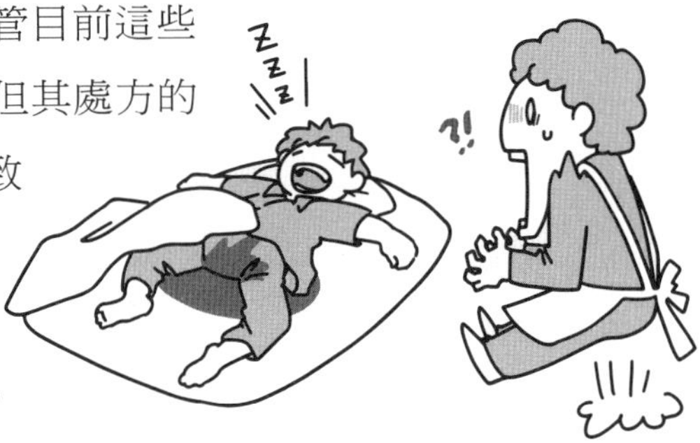

孩子不愛吃飯也許就是腎虛了

一個8歲的男孩，他的母親原本帶他來看中醫是為了治療脾胃不和，因為他平時不愛吃飯。然而，進行舌診時，發現整個舌頭沒有舌苔，這在中醫稱為「光剝苔」，是典型的「脾胃陰虛」舌象。經過詳細詢問後才知道，這個孩子小時候曾罹患急性白血病，經過藥物治療，病情已穩定控制兩年。家長認為孩子已經痊癒、恢復健康，但從他的舌象來看，孩子仍然存在腎虛問題，且是腎陰虛。

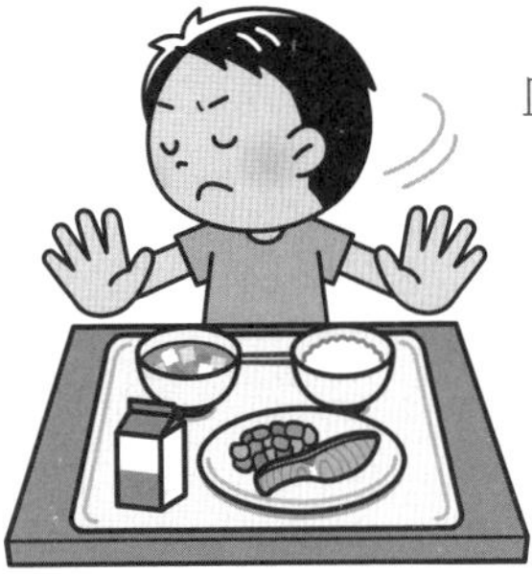

白血病是骨髓造血系統的疾病，而白血病的化療過程，也會對骨髓造成很大的損傷，肯定會加重腎虛情況，因為腎主骨生髓。因此，這個孩子出院後，醫生建議他服用「六味地黃丸」。只可惜，孩子的媽媽誤以為這是成人用來治療性功能的藥物，所以一直沒有給孩子服用，可能因此未能及時補足腎陰，才影響了胃陰這根樹枝，孩子才會一點胃口都沒有。

六味地黃丸老少咸宜

另一個「腎虛」出現的階段，是生命即將結束的時候。隨著年齡增長及各種疾病的消耗，這棵活了幾十年的樹根開始不穩、動搖，腎也因此開始虛弱。腎虛的各種徵兆初現時，標誌著生理機能開始出現各種「返祖現象」和退化，人體逐漸回到孩童時期的初始狀態，甚至更為原始。一旦成年人的身體出現類似嬰幼兒的狀態，通常意味著病態，這部分後面會再詳談。

雖然人生的出生與老年這兩個階段相差甚遠，但從中醫的角度來看，這兩個階段都需要補腎。因此，「六味地黃丸」其實適合各個年齡層，只要證型符合便能用，並非僅限於成人或幼兒專用方。

男人和孩子也可以吃阿膠

除了六味地黃丸，另一種常讓人質疑是否適合給孩子服用的藥物是阿膠。阿膠入肝、腎、肺經，甚至被視為女性滋陰補血的聖藥。由於阿膠過去多用於婦科，許多男性不敢服用，孩子更是如此。

然而，宋代名醫楊士瀛在《仁齋直指方》中記錄了一個病例：「瞳仁不正者，以阿膠倍人參煎服最良，阿膠育神，人參益氣也。」

這個病例記錄的是一名孩子，在高燒後出現眼睛歪斜的情況。從現代醫學的角度推測，這可能是由熱痙攣（febrile convulsion，febrile seizure）導致的神經損傷，或是病毒感染動眼神經引起的高燒。無論是哪一種，都是神經中樞出了問題，進而導致眼睛歪斜。

從症狀來看，這屬於中醫所說的「失神」，即統領身體的「司令部」（中樞神經系統）出現問題。這種情況誠屬於比較特殊難治的，但楊士瀛竟然成功矯正了孩子的眼睛。他依靠的不是人參，而是阿膠，因為阿膠能「育神」。

中醫認為，「心神」要住在心血、心陰裡，「陽入於陰」時，人才能保持正常的情感、情緒與精神狀態。如果心血不足，心陰不足，心神無所依附，輕者會出現心煩，嚴重者則可能導致焦慮、失眠，甚至意識障礙，因為中醫所說的心神，主要涉及的是神經系統的調節功能。

人之所以為人，正是因為具有人格，而所謂「人格」，也包含中醫所稱的「神」。失智症患者可能身體機能尚可，但有些人會出現人格改變，性情大變，彷彿變成另一個人，甚至失去人的尊嚴，這就是最嚴重的「失神」。人類作為有情感和社會性的高等動物，「失神」損傷的是更深層次的生命根基。針對這種情況，中醫通常辨證為「腎虛」，並使用入腎經的阿膠，來為心神營造一個安定的棲所，這就是「育神」。

因為中醫的腎有「主骨生髓」功能，而且神經系統的根據地是腦，腦又為「髓之海」。當神經系統調節出現問題（失神），往往反映出「腦髓空虛」。透過補腎填精，從中醫角度講，是為了收納散亂的神；從西醫的角度來看，則是為神經細胞提供最深層次的能量補充。

了解了這些觀念後，先前對六味地黃丸和阿膠這類補腎藥的誤解也就迎刃而解。因此，中醫的補腎藥並非性荷爾蒙，補腎也不是增強性功能的意思。中醫所說的補腎，意在為身體的根基澆水施肥。只要病症根源出在根基上，無論男女老少，都適合使用補腎藥。

9

郎平的膝蓋早就「腎虛」了

補腎藥把肩膀疼治好了

我有個親戚，是名開長途車的司機，他喜歡在開車時開窗哼歌，因為有風吹著，不容易犯睏打瞌睡。有一年，他的左肩（開車時握著方向盤的肩膀）疼得很厲害。即使經過按摩和熱敷，症狀也只能稍微緩解，但很快就會復發。晚上睡覺時，他必須戴上護肩來保暖。如果房間的溫度稍微冷一些，肩膀就會疼得讓他整晚難以入眠。

他因此來找我，我建議他試試吃「六味地黃丸」。他感到很奇怪，認為我應該給他開一些治療跌打損傷的藥才對呀，怎麼會讓他吃補腎的藥方呢？畢竟肩膀離腰部還遠呢（他一直以為中醫所說的「腎」是指腰部的腎臟）。六味地黃丸真的有用嗎？

但他最終還是按照我的建議，吃了一個星期的六味地黃丸，結果肩膀真的輕鬆多了。之後，他持續服用了這個藥方一個多月，晚上睡覺也不再需要戴護肩了。顯然，補腎藥治好了他的肩膀疼痛。

很多人可能會問，肩膀和腎有什麼關係呢？

這位司機每天開車時都開著窗，冷風直接吹向肩膀，這是造成損傷的原因之一。左肩不僅經常受風，還一直緊握方向盤並用力。與不開車的人相比，他的肩膀不僅受寒，還加上使力，對肩膀而言就是「過度使用」。由於肩關節過度勞損，身體自然會啟動修復機制。然而，由於他每天都需要開車，勞損不斷累積，修復過程所需的能量供應不足，最終導致了冷痛的出現。當他連房間內微小的溫差都能感覺到時，這表示他的肩膀已經出現局部性的腎虛現象。

六味地黃丸雖然主要用於補腎，但這種補腎並不局限於特定的臟腑。它的目的是提供修復的細胞足夠能量，能量充足了，冷痛自然就會減輕。這個病例說明了中醫所指的「腎虛」並不局限於某個特定部位，而是與身體整體的能量供應有關。

中醫治療運動舊傷，補腎是關鍵

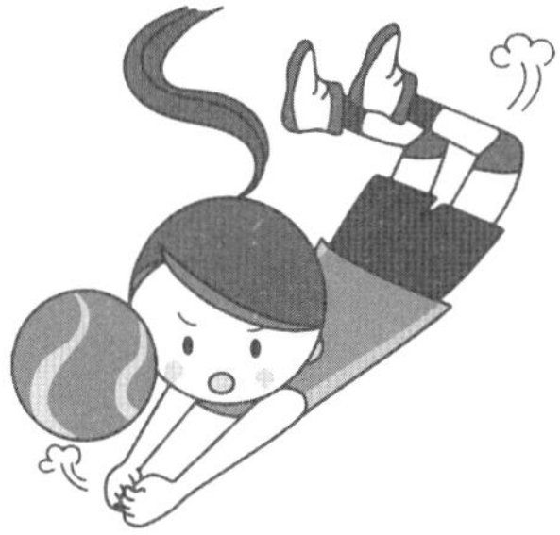

女子排球運動員郎平[3]打了一輩子排球，當她成為國家隊教練時，已經渾身是傷，並且做過多次關節手術。她曾在一次採訪中提到，她的膝蓋狀況如同70歲老人一般。如果進一步詢問，郎平的膝蓋可能也和那位司機的情況類似，一遇到冷天就會疼痛，甚至在颳風下雨前就能感覺到疼痛，比氣象台還準確地預報天氣變化。他們的關節問題原理相同——由於過度使用導致勞損，當勞損出現時，身體會啟動修復機制。然而，當修復過程中的能量供應不足時，就會導致修復不及，這就是局部腎虛的表現。

專業運動員難免會遇到各種運動損傷，常常是年僅30歲的人擁有50歲、甚至70歲的關節。

所以，中醫在治療運動損傷時，人們所熟悉的活血化瘀藥僅僅是其中的一部分。對於急性損傷，例如突然扭傷、骨折，或局部出現紅腫熱痛，活血化瘀藥確實可以幫助消腫止痛。但對於慢性損傷，局部不再紅腫，基本上已經康復了，

---

3 編註：郎平，中國女子排球運動員及教練，憑藉強勁而精確的扣殺而贏得「鐵榔頭」的綽號，而在教練時代，郎平也被稱為「郎教頭」。曾為中國女排總教練，2021 年東京奧運後辭任總教練一職，目前定居於美國。不論是球員時期，或是教練生涯都為中國女排贏過奧運金牌。

但只要遇到冷天就難受，活血化瘀藥就不再是主要手段，此時必須同時補腎。

在中藥中，有一些具有「壯骨」作用的藥材，大多入腎經，如杜仲、肉蓯蓉、骨碎補等。這些藥材具有「引經藥」的效果，能帶領活血藥物直達陳舊性損傷的部位。因為陳舊損傷的部位往往就是局部腎虛的部位，補腎藥的作用就像是對準受傷的樹根，進行針對性的澆水施肥。

身體過度使用有可能導致癌變

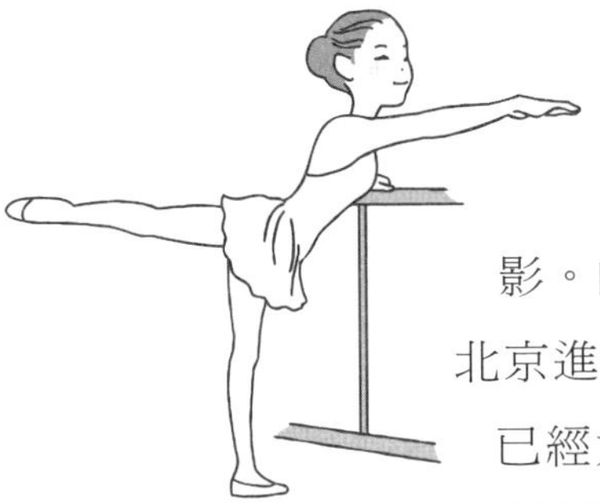

多年前，我接觸過一位12歲的小女孩，她是一位小明星，曾經與潘虹[4]合作拍攝電影。由於她被診斷出骨肉瘤[5]，來到北京進行手術。不幸的是，發現病情已經太晚，最終在截肢後仍未能挽救她的生命。

她的媽媽非常後悔，因為女兒長得漂亮，本來希望能培

---

4 編註：潘虹，中國表演藝術家，先後主演《奴隸的女兒》、《沙漠駝鈴》、《苦惱人的笑》、《透過雲層的霞光》、《杜十娘》、《香樟樹》等多部影片，多次獲得演藝界重量級獎項，與劉曉慶及斯琴高娃並列，被稱為「新時期三大女星」之一。

5 編註：骨肉瘤是製造骨骼的細胞出現變異產生，屬於惡性腫瘤，簡言之就是一種發生在骨頭上的癌症。症狀跟關節肌肉痠痛相似，若有疑似徵兆、且長久不癒時要小心。

養她成為藝人。從小就讓她開始練習芭蕾舞。然而，孩子跳得不熟練，腿經常撞到排練場的鐵桿，並且總是撞到同一個部位，傷處常年顏色發黑。結果，骨肉瘤就在這個部位產生了。

癌細胞不是外來的，而是我們身體內正常細胞變壞的結果。什麼情況下會導致細胞變壞？那就是頻繁的損傷和修復。修復過程需要能量，當能量不足時，除了導致受傷部位發冷、怕冷外，細胞本身也會因為缺乏能量而變形，甚至改變性質，這些變異的細胞最終會變成癌細胞。所以，那個小女孩的骨肉瘤，或許是之前頻繁受傷而誘發。

許多人皮膚上有痣或其他慢性損傷，皮膚科醫生通常會囑咐：不要經常抓撓或刺激這些部位。這不僅是因為抓撓會增加感染的風險，還因為頻繁的刺激可能使原本正常的組織因過度修復而癌變。如果痣或贅生物（贅瘤）長在經常摩擦的部位，比如脖子或腰部（經常被衣領或腰帶摩擦），醫生通常會建議及早切除。因為頻繁摩擦容易引發炎症，誘使過度修復而癌變。

中醫的腎虛是過度使用所致，過度使用可能導致癌變。因此，從這個角度來看，補腎實際上也具備抗癌的價值。這一點會在後面的內容中詳細說明。

10
癌症發生率提高，是因為我們腎虛了

癌症高發的幾個原因

現今癌症的發生率相當高，推究其原因可能有幾個：首先，人類的平均壽命已經延長。因為癌症就是一種細胞老化的結果。世界上癌症發生率較高的國家，通常是空氣清新、生活優越且平均壽命長的國家。相對而言，貧瘠的非洲地區，癌症發病率則較低，原因很簡單：這些貧困地區的人們很少能活到癌症發作的年齡。

另一個原因是科技的發展。科技的進步除了帶來各種工業污染，空調環境也使得人們的體溫降低，而低體溫可能是癌症發生的另一個重要因素。

2020年初，美國史丹佛大學醫學院的研究團隊發布了一項研究成果，指出自19世紀以來，成年人的平均體溫不斷下降，短短200年間已經下降了0.4℃，從37℃降至36.6℃。

人類是恆溫動物，這也是人類作為高階物種的關鍵原因之一。只有在恆定且適宜的體溫下，才能確保身體各種生物酶的活性，而生物酶是各種生理機能實施的關鍵因素。因此，人只要活著，身體的各個器官便無時無刻在為了維持體溫恆定而努力工作。所謂「人死如燈滅」，其實生死之別也在於體溫的變化。

免疫力會隨著體溫的下降而下降

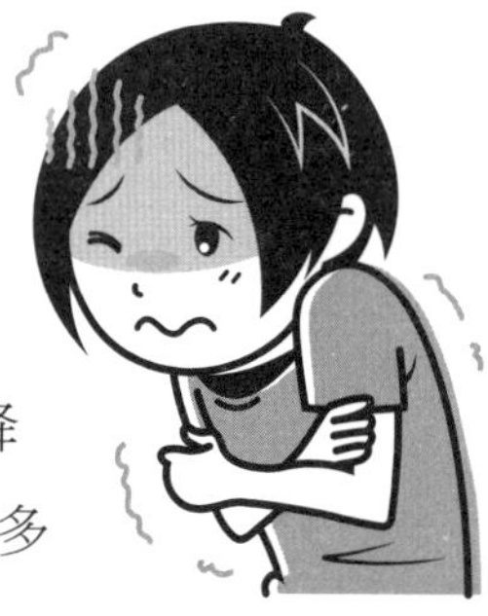

隨著年齡的增長，身體的各種功能逐漸下降，能量的產生以及維持體溫的能力也會下降，所以，衰老的第一個變化就是怕冷，也就是中醫所說的「腎虛」。此時，身體的體溫會明顯降低，癌症也更容易在這個時候誘發。許多癌症被稱為老年癌，就是因為這個原因。。

因為我們的免疫力會隨著體溫的降低而下降。體溫每下降1℃，免疫力就會下降約30%，這也是為什麼我們常常稱感冒為「著涼」。當著涼後，體溫降低，免疫力也隨之下降，這就是誘發感冒的原因。很多人在冷風裡站了一會兒，回來嘴就歪了，這是因為在低溫狀態下，免疫力下降使得原本在神經節中潛藏的病毒發作，侵襲神經。由於局部神經損傷導致了嘴歪，醫學上稱之為「顏面神經麻痺」。

中醫將癌症稱為「陰邪」，是因為它通常在陽氣衰弱時出現，而「腎虛」正是因為陽氣從根源上不足所致。這個陽氣就包括了免疫力。我們的免疫系統具有「免疫監控」能力，能及時監控並消滅癌細胞。然而，當免疫力下降時，監控能力也會降低，癌細胞無法被及時遏制和清除，最終可能會蓄積成為癌腫塊。從單一的癌細胞變為成形的癌腫瘤，通常需要數年甚至十幾年的時間。在這個過程中，如果體溫逐漸下降，免疫力經常無法發揮作用，癌症就有了生成的條件。

導致我們體溫降低的兩個原因

什麼原因導致現代人體溫降低呢？除了自然老化之外，許多年輕人也已經呈現低溫體質。

造成低溫的主要原因之一是藥物，例如中藥中的去火藥（清熱藥）以及西藥中的抗生素或類固醇類藥物。

西醫所說的炎症，類似於中醫所稱的「上火」。對於炎症，西醫通常使用抗生素（消炎藥），有時還會配合類固醇。這類藥物的過度使用與體溫降低有關。

中國中醫科學院藥物研究所的專家曾依據中醫的寒熱溫

涼屬性對西藥進行分類，他們發現抗生素具有中醫寒涼藥物的特點，且其性質多偏寒。

以紅黴素類藥物為例，這是臨床上常用的抗生素。這類藥物的副作用包括損傷腸胃系統，可能引起胃痙攣疼痛、噁心、嘔吐。即使藥物不是經由口服而是透過點滴注射，藥物並沒有直接經過胃黏膜，但仍有許多人在點滴注射過程中感到胃痛或胃寒，這是因為它類似於中醫所說的寒涼藥物，會損傷脾胃。

除了需要使用抗生素治療的發炎問題外，還有一類炎症不是因為感染，而是由於自體免疫調節失控所致，這就是目前仍然非常棘手的「自體免疫疾病」，如類風濕性關節炎、硬皮症、紅斑性狼瘡和乾燥症候群等。當前醫學界治療此類疾病時，類固醇仍然是首選藥物。然而，類固醇和抗生素一樣，在中醫中屬於寒涼藥物。

過去，中國有不少基層醫院或小診所，遇到感冒患者時，經常會使用類固醇來快速退燒[6]。由於類固醇的退燒效果非常快，甚至被稱為「退燒一針靈」，但這種快速降溫的方式卻可能對身體造成許多副作用。

我們的生命離不開激素。與糖尿病、甲狀腺機能亢進發生有關的胰島素、甲狀腺素都是激素（此處指荷爾蒙）；而

---

6 編註：台灣並無此類情況。

強的松[7]、地塞米松[8]等是醫院用來退燒的藥物，這些也是激素（此處指類固醇），後者是我們日常所說的狹義的激素。

類固醇藥物是我們生命中不可或缺的，在嚴重感染和高燒時可以救人一命，至今尚無其他藥物能取而代之。人體自身也能分泌這種激素——皮質醇（cortisol）[9]，也是為了關鍵時候的不時之需。

但是，類固醇的抗炎和降溫作用，是透過降低機體對各種有害刺激的反應性來達成的。換句話說，類固醇藥物並沒有殺滅細菌或抑制細菌的作用。它的抗炎及退燒作用，是採用「對內鎮壓反抗勢力」的手段，讓自體免疫大軍乖乖地繳械投降，無力再和外敵交戰，從而達到平息的效果，這有些類似於粉飾太平。

這正是濫用激素的最大危害所在，因為當體內的免疫系統偃旗息鼓時，體溫會隨之降低，免疫力也會減弱。而這種情況的嚴重程度，與類固醇濫用的時間長短成正比。

此外，造成現代人體溫下降的另一個關鍵原因是缺乏運

---

7 編註：強的松，英文 prednisone，又名潑尼松，是一種類固醇製劑，台灣藥名為保利通片或普列道寧錠。

8 編註：地塞米松，英文 Dexamethasone，是一種強效皮質類固醇，台灣藥名為達美松錠。

9 編註：可體松（Cortisol）俗稱皮質醇，是腎上腺皮質所分泌的荷爾蒙之一。體內分泌的可體松會影響全身器官，從腦部，心臟，腸道，骨頭到免疫系統都有作用；而醫藥用類固醇，則會根據其藥物結構而有不同的作用效果，藥效愈強，影響身體內分泌系統自然更加劇烈。另外，可體松也負責處理壓力，在危急時提供人體額外的能量，所以又稱為「壓力荷爾蒙」。

動，導致肌肉量不足、肌耐力下降。

我們攝取的食物會在細胞的「粒線體」中轉化為能量，供應身體生理機能運作，包括修復損傷所需的能量。而含有最多粒線體的細胞位於肌肉中，因此運動後身體會變暖並出汗，這正是粒線體加班工作、產生能量的結果。如果長期缺乏運動，粒線體的功能會減退：一方面，食物無法充分轉化為能量，反而轉變成脂肪儲存，導致體重增加；另一方面，能量轉化不足會使體溫偏低，輕則怕冷，嚴重的就會誘使癌症發生。

研究顯示，經常運動的人癌症發生率較低，尤其是那些有冬泳習慣的人。因為冬泳時，身體不僅要運動，還要抗寒，肌肉需要促使粒線體發揮最大效用，確保產出足夠能量來禦寒，因此這些人身上的陽氣通常較為充足，自然就有和癌症這個「陰邪」抗衡的本錢。

只可惜，隨著科技的發展，許多工作由機械代勞，出行有汽車代步，現代人運動和體力勞動的機會大幅減少，許多人長期只動腦、動心而不動身，這種錯誤的生活方式對身體造成了內外交困的雙重消耗。再加上醫療水準的進步，日常營養攝取充足，平均壽命不斷延長，這也使得癌症成為發生率與致死率居高不下的疾病。

11
每個過度使用的部位，都是一處「人造腎虛」

食道癌的發生原理

我們都知道，食道癌的發生多與患者偏愛辛辣、燙熱等刺激性食物有關。這些過度的刺激會損傷食道黏膜。如果在損傷修復過程中，身體無法提供足夠的能量，細胞可能會異常增生，從正常細胞變為癌細胞。

但是，為什麼那些極辣、極燙的食物，別人嚥不下去，有些人卻能甘之如飴？主要是因為他們的食道，已經因為缺乏能量而怕冷了。就像一些長期胃病的人在食用生冷食物後會感到不適，他們會本能地想喝熱粥、熱湯，希望透過熱食補充能量。

在罹患食道癌之前，食道可能已經處於虛寒的狀態，因此患者會想透過食用辣的、燙的食物來溫暖食道。這些刺激性食物既是食道癌的誘因，也是早期預警。如果能從出現這種特殊嗜好開始改變，一方面減少刺激性食物，一方面補充能量的不足，那麼食道癌的癌前病變是可以逆轉的。

一些長期的慢性胃病，特別是萎縮性胃炎，最容易轉變為胃癌。同樣地，慢性B型肝炎也容易發展成肝癌。這是因為幽門螺旋桿菌和B型肝炎病毒會持續損害胃黏膜和肝細胞，導致這些器官功能負擔過重，進而出現局部的腎虛現象。不過，這些情況可以透過藥物治療來逆轉，從而避免癌變進一步發展。

那麼，什麼藥物能夠產生這麼顯著的效果呢？答案很簡單，就是補腎藥！透過補腎來改善局部的腎虛，中醫常用的藥方之一就是「六味地黃丸」。

我有一位朋友的父親在早期檢查出食道癌，原本計畫在春節後進行手術。不過，由於春節過後爆發了新冠肺炎疫情，腫瘤醫院暫停了手術安排。朋友因此非常擔心，好不容易早期發現，會不會因為錯過手術而進展到晚期。他徵詢我的意見，我建議他先使用「六味地黃丸」來控制病情，以等候手術。他對此感到疑惑，因為他印象中，六味地黃丸是一種壯陽藥，似乎與食道疾病無關。但在我的解釋下，他還是讓父親服用了這個藥方。一個月後，儘管手術仍然遙遙無期，朋友卻高興地告訴我，老人家吃東西時的疼痛感消失了，似乎不需要那麼急於動手術了。這正是一個利用補腎藥方，彌補消耗虧空的又一個典型案例。

說說抽菸、喝酒、嚼檳榔

歌手張咪[10]曾經爆出罹患扁桃腺癌的消息，這種癌症可能是許多人首次聽說的。扁桃腺癌較容易發生在靠嗓子吃飯的族群。由於這些人經常用喉嚨，扁桃腺長期受到刺激，容易形成慢性炎症，久而久之，變成了局部的腎虛，癌變就是從這開始的。

像歌手、教師這類職業，由於需要頻繁使用咽喉，容易因職業而導致咽喉損傷。但也有一些人因為不良的生活習慣而增加了癌症風險，比如酗酒、有菸癮的人，抽菸致癌首先是肺癌，長期抽菸、菸癮比較大的人，很少能逃出癌症魔掌的，而且以咳嗽為最初表現的肺鱗癌[11]為多。

因為香菸中的有毒物質會持續刺激氣管和肺泡，這些部位長期暴露於這些刺激下，就是一種過度使用。當身體對損

10 編註：張咪，中國女歌手，過去跨足歌壇與 T 台，曾是首位被歐洲唱片公司簽約的亞洲藝人。

11 編註：肺鱗癌是鱗狀上皮細胞異常所引起的癌症，又稱鱗狀上皮細胞癌。腫瘤常長在肺部中央靠肺門位置與大的氣管中，容易堵塞氣管造成肺葉萎陷，擴散速度比其他類型肺癌慢。肺鱗癌約占肺癌患者 12%，僅次於肺腺癌，是男性常見的肺癌類型，與抽菸最密切相關，其他風險因素包括家族史、接觸二手煙、礦物和金屬粉塵、石棉或氡。

傷的組織器官做修復，若在修復過程中發生異常，就可能導致肺癌的發生。因為這類型肺癌長在頻繁接受香菸刺激的氣管、支氣管周圍，因此早期症狀通常是咳嗽。儘管患者可能之前也有咳嗽的症狀，但罹患肺癌後，咳嗽的性質可能會發生變化。例如，咳嗽變得更加嚴重，或聲音聽起來異常，像是從很深的桶裡發出的聲音。這些變化意味著受刺激的部位已經出現病變。

俗話說：「天生我才必有用」，這句話同樣適用於我們的身體。每個組織和器官都有其特定的功能，若未能充分發揮這些功能，可能就會出現問題。例如，子宮、卵巢和乳腺是女性孕育下一代的重要器官。如果女性從未生育過，這些部位可能更容易出現健康問題。

以膝蓋為例，中老年人都說膝蓋要省著用，但這種說法其實有些矯枉過正。俗語說「戶樞不蠹」，關節就是這個「樞」，是肢體活動的機關，需要經常活動才能保持靈活。如果膝蓋沒有受過傷，而且體重也在合理範圍內，並不需要為了保護膝蓋而避免運動。相反，缺乏運動可能會導致關節僵硬，這比膝蓋受傷還要糟糕。

但是，如果過度使用，同樣會出問題。事實上，過度使用或濫用已經成為當前非常普遍的現象。例如，抽菸會過度使用肺部和氣管，喝酒則會過度使用食道、胃部，甚至用肝。因此，酗酒成癮也容易誘發食道癌、胃癌和肝癌等疾病。

還有一個是嚼檳榔，這是非常不健康的一種習慣。口腔黏膜非常嬌嫩且脆弱，口腔也是全身細菌和病毒種類最多、數量最多的部位。平常我們如果感到疲勞或加班，很多人就會患口腔潰瘍，因為疲勞導致免疫力降低了，口腔首當其衝。在日常生活中，咀嚼食物時難免會有小的損傷，當免疫力低下時，細菌就容易趁虛而入，成了口瘡。

頻繁且持續嚼食纖維粗硬的檳榔，對口腔黏膜造成的損傷是顯而易見的，損傷的黏膜周邊常常存在大量細菌，因此很容易引發炎症。口腔癌通常是在這些慢性炎症的基礎上發展而來的。

國醫大師們的保養常備藥

我的大學老師們，其中許多人如今已成為中國的國醫大師，他們都有自己常用的保養藥，六味地黃丸或者是單味的熟地黃、枸杞往往就在其列。他們有個默認的習慣，到了40、50歲就開始服用這類藥物。他們或許沒有特別的疾病，表面上看來吃藥並無明顯理由，實際上是因為他們明白，每個人的身體都有軟肋（弱點），而這個薄弱環節的老化速度，往往與身體其他部分不同步，甚至會影響整體健康狀況。例如，原本健康的心臟或肺臟，可能會被慢性發炎的肝臟所拖累。因此，儘管全身並未出現明顯的「腎虛」症狀，但40、50歲後，需要進行補腎的局部早就出現了。這些國醫大家就是為此吃補腎藥的。隨著腎虛狀況的改善，整體健康也會相應提升。因為腎是身體這棵大樹的根部，當樹根茁壯，樹葉與樹枝自然也會繁茂。

12
「新冠肺炎」的病重醫生，臉為什麼變得那麼黑？

臉黑其實是因為重病及腎

新冠肺炎疫情期間，武漢市中心醫院的兩位醫生在治療病人時不幸被感染，而且病情嚴重，必須長期住在加護病房（ICU）。經過兩個多月的治療，他們終於轉危為安。從記者的採訪影片中可以看到，他們的膚色變得非常黑，幾乎容貌大變，和之前判若兩人。

西醫專家解釋他們皮膚變黑的原因時指出：「因為治療用藥較多，有藥物損害問題，還有就是重症肺炎呼吸窘迫，導致多器官的損害所致，例如肝、肺、心臟和腎臟在治療過程中都受到了嚴重影響，這些因素導致他們的膚色變黑。」

從中醫角度來看，這兩位醫生的情況屬於「久病及腎」

和「重病及腎」，是「腎虛」到極致的表現。

中醫所說的「腎虛」，是指人體的根基受到損傷。無論患者之前罹患的是肺病、心臟病，或肝病，只要病情持續惡化，最終都可能導致腎虛。 一旦出現腎虛，無論患者之前膚色多白，這時膚色都會變黑，因為中醫的腎所主的顏色就是黑色。

《黃帝內經》提到：「五行有五色，五臟有五行，五色入五臟。」其中，腎對應的顏色是黑色。在張藝謀導演的電影《山楂樹之戀》中，由竇驍飾演的男主角因患上血液疾病而病入膏肓。躺在病床上的竇驍，臉色是典型的黧黑——張藝謀電影一貫的風格，就是重視細節的逼真。竇驍的黧黑面色與武漢兩位醫生的情況類似，這正是中醫所說的「黑如地蒼」，意思是人的面色像無光澤的土地一樣枯黑，這是腎虛到了極致、病重時的面色，顯示出身體被疾病折磨至極限的狀態。

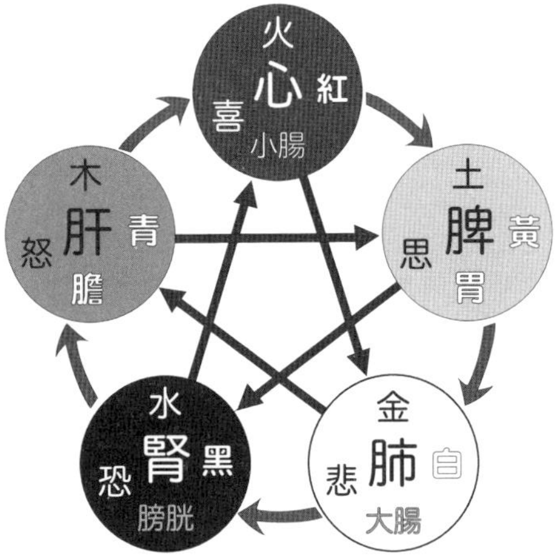

你還敢吃瀉藥減肥嗎？

很多人為了減肥而服用瀉藥，或為了降火氣而長期服用去火清熱藥物，其中包括大黃類的藥物，這其實是中醫不建議的做法。因為這種藥雖然能通便，但長期服用會導致耐受性，使腸道變得懶惰，無法自行蠕動，全靠大黃的藥力推動，以至於需要越來越大的劑量，進而藥物依賴性。

另一個問題是，長期服用瀉藥會導致腸道變黑，這就是現代醫學所稱的「黑腸症」[12]。目前已有研究發現，黑腸症與腸癌存在一定的關聯性。腸道黏膜顏色發黑和腎虛時人的膚色變黑的道理相似。中醫理論是對應腎之五色主病的黑色，而西醫則認為這是腸道受到過度刺激導致的過度氧化。

健康的人每天或每兩天排便一次，腸道運作規律，且在正常情況下，排便過程不會對腸道黏膜造成過度刺激。但若服用瀉藥，排便次數會明顯增加，腸道受到的刺激頻率也隨之提高。腹瀉的過程對腸道黏膜的刺激強烈，甚至達到「摧枯拉朽」的程度。雖然你可能感到暢快，誤以為脂肪隨排便流失，但這是錯誤的認知，因為排出的主要是水分。腹瀉後喝一杯水，體重就會回升。長期服用瀉藥、排便次數增加等

---

12 編註：大腸黑病變（melanosis coli），又稱「黑腸病」，是一種大腸壁色素沉澱造成的疾病；因長期服用瀉藥造成腸道細胞受損，受損細胞顯示深色，會被巨噬細胞吞噬，因此腸道黏膜會呈現深棕色。

情況，對腸道黏膜的損傷很大。久而久之，腸道黏膜可能因局部腎虛而變黑，若不加以控制，最終可能導致癌變。

膚色變黑其實是身體在自救

這樣說，大家可能覺得很玄，但其實「腎主黑色」是有科學依據的，因為黑色是所有顏色中，最能吸收能量的顏色。

我們看到的不同顏色，其實是因為顯示顏色的各種物質，吸收光的程度不同。顯示為白色的物體是因為它一點光都不吸收，像鏡子一樣將光反射出去，這就是反光，白色和反光的性質其實是一樣的，都是它們拒絕光線的結果。

光線，無論是太陽光還是燈光，都是能量，因此曬太陽時我們會感到溫暖，而強烈的燈光也會使人感覺炙熱。我們在夏天穿白色衣服，因為它能反射光線，吸收的能量較少，因此感覺較涼爽。相反，冬天我們常穿黑色或深色衣服，因為這些顏色能吸收更多光線，吸收的能量越多，反光越少，顏色越深的衣服也就越保暖，因為它們吸收了太陽光的能量。

當身體處於極度腎虛的狀態時，往往機能已經衰退，不論是飲食攝取的能量，還是身體將食物轉化為能量的能力，都會顯得不足，這使得身體處於嚴重的能量匱乏中。此時，身體為了自我保護，會盡可能掌握所有獲取能量的機會。膚色變黑正是這種本能的表現。身體要透過變深變黑的膚色，盡量吸收太陽光、吸收能量以延續生命。從這個角度來看，當病重時膚色變黑，其實是身體在自我救助的一種方式。

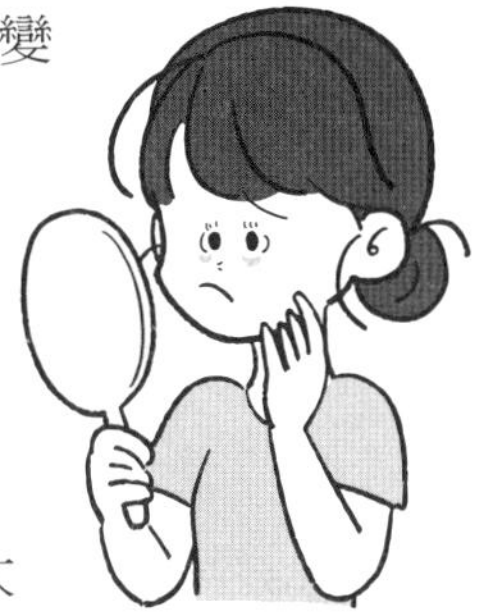

這時你可能會問，為什麼許多人曬太陽後也會變黑，難道這也是腎虛的表現嗎？需要注意的是，腎虛的黑是「如地蒼」，是毫無光澤的枯黑色，而曬太陽後的黑色則是黝黑且有光澤的健康膚色。

其實，中醫認為腎主黑色，從西醫角度來看這也是有道理的，因為膚色的變化實際上是皮膚氧化的結果。

這就像我們切開蘋果或馬鈴薯，如果不及時食用，它們的表面顏色會變深，這就是氧化的現象。人類的生命過程，實際上也是一個氧化的過程。「蠟炬成灰淚始乾」這句詩用來形容人的生命非常貼切，蠟燭燃燒的過程就是氧化過程，當蠟燭燒盡時，氧化過程結束，生命也隨之結束。隨著年齡增長，器官和組織的氧化會越來越多，因此我們會選擇食用「抗氧化」的食物，這其實是為了對抗衰老。

疾病本身就是一個氧化過程，甚至是一種超過正常生理狀態的加速氧化過程。在這個過程中，身體各部位的氧化程度都會增加，只不過皮膚的被氧化能夠清楚的被看到。隨著年齡的增長，各種疾病也會隨之出現，人體逐漸腎虛，皮膚顏色也會逐漸變深，甚至變黑。

腎虛導致的黑膚色並非完全不可逆，就像透過食用抗衰老的食物或藥物可以顯著改善早衰問題一樣，透過針對性的補腎，膚色也有可能變白。不過，膚色的改變往往是意外的「附加好處」。通常，當腰痠腿軟、怕冷、乏力等主要症狀得到改善時，膚色也會有所變化，因為這些症狀出現的原因都是因為身體腎虛了。

13
為什麼寬額頭、翹下巴、大長腿看著更順眼

面相學中的科學道理

中國人講究看「面相」，認為面相好的人命運也好。「看面相」時，常常會看這個人是否「天庭飽滿」，額頭是否足夠寬闊。這樣的人大多是好命的。

這一點絕對是有道理的，因為額頭後面就是大腦中的額葉。如果說大腦是人體的指揮中心，那麼額葉就是指揮中心中的總指揮官。額葉是我們身體中層級最高的部位，人類的重要決策和情感控制都由這裡掌管。額葉發達的人，更容易做出理智而周全的決定。在人生的關鍵時刻能做出這樣的決定，這一生自然能少走彎路，並且更容易取得成功。綜觀社會上的名人和精英，幾乎很少見額頭狹窄的。

而額葉在中醫理論中是由腎所主管的。中醫認為腎主骨，可以生髓，這個髓也包含了腦（髓海）。腎虛的時候，髓海也會空虛，人的智力會下降。失智症的患者如果去看中醫，治療的主旨一定離不開補腎，甚至會用到動物的骨髓。

中醫認為腎功能的好壞決定了大腦功能與智力。先天額頭飽滿的人，一般來說，腎氣充足，先天發育良好。這種人不僅聰明，且大多健康，因而好運自然隨之而來。因此，這種與好運共生的「面相」便成為了人們的審美標準。

大長腿是生命進化的選擇

一個人身體是否矯健、身材是否好看，腿部都扮演著重要的角色。影迷在誇讚偶像時，常常會誇張的形容說：「脖子下面全是腿。」大家之所以覺得腿長好看，是因為腿部和額葉一樣，都是身體中重要的部位。

人類的雙腿是靈長類動物中最長的，也就是說，腿是進化到人類之後才有的變化。腿部變長使得人類在運動上更加便利，可以及時躲避災難，增加生存機會。所謂審美也不會違逆於大自然的物競天擇，所以人類才會越來越偏好長腿。

根據下巴就能知道是否腎虛

還有一個重點就是下巴。

據說有一種衡量是否美人的方法，就是將食指貼在鼻尖上。如果食指的下端能夠貼到下巴，而不碰到嘴唇，這就意味著你離美人不遠了。因為這樣的人，下巴一定是翹的，才能不碰到嘴唇。常有一句話說：「十美九翹」，意思是十個美人中有九個擁有翹下巴。好萊塢的很多男明星，下巴上都有一道溝，號稱「歐米伽下巴」，這必須下巴夠長夠翹。

下巴被生物進化學家稱為「人類的身分證」，因為下巴是人類所獨有的，相對的猩猩的下巴就很短。與額葉和腿部一樣，翹下巴也是進化到人類這類高等動物後才具備的特徵。這種進化是身體的自然選擇，人類的審美觀也隨著這種進化而逐漸形成。

在中醫理論中，大腦（髓海）由腎所掌管；腿部在腎虛時最先出現問題，腎虛的指標症狀包括雙腿痠軟和發冷；至於下巴，一般也有「下巴長的人長壽」的說法。

華人藝術家陳丹青寫過一篇文章，內容是關於他的老師木心先生[13]。木心先生去世前，陳丹青守在床前，期盼老師能醒過來，木心的翹下巴給了他信心。陳丹青回憶起美國和

---

13 編註：木心，中國畫家、作家、詩人，生於浙江烏鎮，自幼迷戀繪畫與寫作。本名孫璞，字仰中，號牧心，長大後，他便給自己取筆名為木心。

德國打仗時，整個世界風雨飄搖，大家紛紛議論誰會勝利。當時他老家的村裡，有位學識淵博的老先生告訴村民：「你們去看看誰的下巴長，下巴長的就能贏。」果不其然，羅斯福有一個很漂亮的下巴，而且是「歐米伽下巴」，最後美國戰勝了德國。

從進化學的角度來看，下巴意味著身體的進化成熟。身體的結構，甚至是我們的樣貌，都與中醫的腎有關，因為身體的結構是由先天因素決定的，而身體結構的進化是為了更有利於生存，讓人活得更久。擁有寬額頭、翹下巴和長腿的人，顯示出「先天之本」是充足的，而好命或機遇，肯定更容易眷顧在身體好的人身上。某些結構上的先天不足，甚至可以視為腎虛或早衰的預警，所以要朝著「不」腎虛的方向去進化和改變。

14
腎虛就是身體在「返祖」

既然進化是相對於「腎虛」的生命進程，那麼與進化相反的「返祖」，也就是「腎虛」的表現了。

什麼是「返祖」呢？「返祖」指的是生物體偶然出現了祖先才具有的某些性狀的遺傳現象。我們都聽說過「毛孩兒」，他們的毛髮特別多，身上有濃密的毛，甚至還有尾巴，這就是「返祖」，因為這些情況只有人類的祖先身上才可能出現。

這種「返祖」主要是外觀上的，容易觀察和理解。然而，還有很多「返祖」現象發生在身體內部，一旦出現這種情況，意味著人體機能開始退化。這種退化會表現在身體的各個方面，從進化的角度看，它是「返祖」的表現；而從生命的角度解讀，就是衰老的開始，甚至可能是接近死亡的徵兆。

臨床診斷疾病時，有幾個指標一旦呈現陽性，就意味著癌症的風險增加：一個是檢查肝臟的「甲型胎兒蛋白」（AFP）。當這個指標呈現陽性時，就得詳細檢查有沒有肝癌的可能，因為這種蛋白僅在胎兒時期存在，成年人不應該有。另一個是血液疾病，確診前需要化驗血液。如果發現血中有未成熟的白血球，則意味著罹患白血病的風險增加。所有血球都由原始細胞進一步分化成各種前驅細胞，再由前驅細胞分化成成熟的血球。如果血液中出現原始細胞，從進化學角度來看，就意味著身體發生了「返祖」現象。從中醫角度來看，這就是腎虛的表現。它們與影響樣貌的法令紋，與影響體態的彎腰駝背，與讓人難耐的腰腿痠軟，都是腎虛的表徵，都是一種「返祖」現象。

法令紋的出現，主要是由於面部肌肉張力不足，導致「蘋果肌」下垂。蘋果肌並不是肌肉，而是位於顴骨前的脂肪組織。蘋果肌的位置大約在眼睛下方2公分處，呈倒三角狀。當人微笑或做表情時，臉部肌肉擠壓這部分組織，使其稍微隆起，看起來就像圓潤有光澤的蘋果，因此得名「蘋果肌」。一旦蘋果肌下垂，法令紋便會加深，整個人看起來顯得老態。這背後的原因正是面部肌肉張力不足，無法有效支撐和提升局部組織。

面部的肌肉稱為表情肌，表情肌與下巴一樣，是人類特有的組織結構。包括人類近親大猩猩在內的動物並沒有表情肌，因此牠們沒有表情的變化。表情肌是人類進化過程中獨有的結構，因此，它也遵循「越高階的組織越早退化」的規律。隨著年齡增長，或即使年輕但體質早衰的人，表情肌都會較早退化。

看看我們自己的舊照片就可以發現，25歲之後，面容會有明顯的變化，因為表情肌張力逐漸減弱，蘋果肌每年都會下垂一些，面部鬆弛的情況變得越來越明顯。如果一個人本身體質虛弱，尤其是脾虛，可能剛過30歲就會開始出現「黃臉婆」的徵象，不僅臉色蠟黃，面部線條也開始鬆垮。

這一點《黃帝內經》中早已明確記載：「女子，五七，陽明脈衰，面始焦，髮始墮」，意思是說，女性過了35歲，面容開始衰老，頭髮開始脫落。這是古人長期觀察後的統計結果。如果體質虛弱，可能不到35歲就會明顯出現法令紋，從臉上就能看出「返祖」的徵象。

還有一個有趣的規律，我們都很討厭對別人「鞠躬哈腰」甚至「卑躬屈膝」，因為這樣顯得「奴才相」。這個樣子大多是為了恭維諂媚對方。所謂「諂媚」，就是透過貶低自己來提升他人的地位。如何貶低自己呢？就是透過這種卑微的姿勢，這個姿勢就是一種趨向低級狀態的返祖現象。

人類是直立行走的，直立之前的狀態比直立之後要低級得多，「點頭哈腰」、「卑躬屈膝」更趨於爬行動物，就是透過這種體態將自己降格為低於人類的形象，以此來奉承他人的優越。

從醫學角度來看，這種體態可能是腎虛的表現。隨著年齡增長，身體逐漸衰弱，許多人會出現不同程度的彎腰駝背。這是因為他們腎虛了，而腎虛就是一種朝向低級狀態的返祖。

CHAPTER 02

「腎虛」時，身體的樣貌為何？

1
從走路姿勢就能判斷是不是腎虛

「腎虛」是身體的狀態改變，既然是改變，便會顯現出一些徵兆。面相學也具有一定的科學依據，部分推測是基於大數據分析，甚至有些是符合進化學、醫學原理的。

曾國藩對「面相」頗有研究，他曾經提及過一種情況：「足不履地者，早夭。」意思是，一個人走路的時候，如果腳後跟不著地，這個人往往體質虛弱，容易早早就夭折短壽。

這個看似玄乎的論斷，我後來在患者身上親眼見過兩次。其中一名患者患有慢性肝炎，直到去世，他的肝臟從未出現疼痛症狀，只是體力逐漸衰退，臉色黯淡，其他無明顯異常。這位患者的肝炎是由母體垂直感染，從出生起便是B型肝炎帶原者。由於工作過勞和反覆的慢性發炎，到50歲時他的肝功能已經衰竭，最終不治。他在病重期間始終踮著腳走路，腳後跟從未著地。

還有一位男性患者，雖然沒有什麼嚴重的疾病，但體質虛弱，捐血總是不合格。他也是腳跟不著地，而且步伐緩慢，總像是在拖著腿走，完全不像年輕人那般虎虎生風。由於身體虛弱，這名患者到了40歲依然未婚，估計還有些不願意對外人說的難言之隱吧。

身體健康的人，走路應該步伐穩健，並且重心穩定，與腳跟不著地的狀況形成鮮明對比。

其實，從醫學角度來看，這與足跟骨的結構和重量有關。跟骨質地厚重會影響人走路時的重心，而足跟骨也是人類獨有的身體結構。其他動物四肢著地，無需足跟骨來平衡身體。而人類直立行走後，必須依靠足跟骨來保持平衡，因此進化出了發達的足跟骨。

由於足跟骨是人類獨有的結構，它遵循「越高階的結構越早退化」的規律，隨著年齡增長，足跟骨也最先退化。相較於周身骨骼的退化疏鬆，它對人體最大的影響就是平衡變差和足跟疼痛，而且這種足跟痛，影像學檢查通常也沒有骨刺，即使有輕微骨刺，也不至於引發劇痛。退化引起的足跟痛，其疼痛性質與骨刺所致的疼痛不同。

所以我們觀察到，老人走路常常踉踉蹌蹌，並且大多向前傾，很少有後仰的情況，因此總是彎腰駝背。從重力學角度來看，這與足跟骨退化及重心失衡有很大關係。

前面提到的兩位患者，雖然沒有老邁年高，但他們的體質早衰，足跟骨很可能已經退化，因此才有了曾國藩說的「足不履地」的姿態。這種姿態一旦出現，便是身體返祖的徵兆。

因為人類的祖先是從爬行進化為直立行走，彎腰駝背、足不履地的姿勢比站立更接近於爬行，這正是姿勢上的「返祖」現象。成語「昂首闊步」形容的是身體與精神都處於健康積極狀態時的姿態，此時足跟必定深深著地，這才是充滿活力與自信的表現。

身體任何部位的「返祖」都意味著健康的退化，因為生命就是一個輪迴，是一個圓，人活到老，很多地方就變得像小孩一樣：孩子剛出生時，不會控制大小便，但到了老年，也會犯同樣的問題，只不過初生時是神經發育不完全而失控，老了則是神經功能退化而失控。初生時，根據中醫理論，腎這個「先天之本」還不夠強壯；而老年時，則是這個「先天之本」已經耗損殆盡。所以，人生的兩端——出生與衰老，都是容易腎虛的。衰老就是身體逐漸回到初生時的原始狀態，而足不履地正是這種回歸的表現之一。即使許多人未達到如此極端的狀況，但隨著年齡增長，體弱者常感到頭重腳輕、步伐不穩，這也是「腎虛」的常見表現之一。

在中國古代醫學典籍中，記載了許多與足跟痛相關的病例。奇怪的是，足跟這個看似平凡的部位，卻常常成為重病的關鍵。「有一男，素不慎起居，內熱引飲作渴，體倦兩足發熱，後足跟作痛，用清熱除濕之劑，更加發腫。又服敗毒之藥，赤痛甚。」[1]總之，清熱解毒的各種方藥都已嘗試，但病情不僅沒有好轉，反而加重了。

一般來說，治療皮膚瘡瘍時，清熱解毒是常見的方法，但對於足跟問題卻並不奏效。那麼，病患最終是使用什麼藥治癒的呢？

「朝用十全大補湯，夕用加減八味丸，外敷當歸膏，兩月餘而癒。」從這裡可以看出，內服與外敷的藥方都是以補腎為主，因為足跟屬於腎經循行的部位，足跟疼痛往往與腎虛密切相關。

所以，若是年輕時便出現足跟疼痛，應避免將其誤認為是骨刺。特別是當踩地時，若感覺鞋底過薄，這很可能是腎虛的預警。許多女性在生育後出現足跟疼痛，這與孕育和分娩過程中母體氣血的耗損密切相關。

除了足跟不著地，另一個影響體態的問題是「駝背」。駝背和足跟不著地一樣，都是姿態上接近爬行的狀態，也是一個提示腎虛的「返祖」姿態。

為什麼會駝背呢？從人體結構來看，站立時是靠脊柱支撐的，每個脊柱之間有椎間盤，這是為了緩衝人體活動運動時的震盪，是用來保護大腦的。但隨著年齡增加，椎間盤的水分減少，厚度降低，支撐能力下降，脊柱從此開始彎曲，

---

1 出處為《景岳全書 · 卷之四十七 · 賢集外科鈐下 · 外科鈐下 · 足跟瘡六十七》。

所以，人老了之後，身高會縮水。身高變矮，體態不挺拔，是比足不履地更常見的早衰老態。

如果你發現自己走路腳步不再穩健，腳底感覺不穩，身體略向前傾，脊柱也變得不再挺拔，這可能意味著腎虛已經出現。就算沒有其他怕冷、多尿的早衰表現，補腎也是必需的了，因為隨著體態姿勢的改變，骨質也將漸漸被「掏空」。

2

痰多、鼻涕多，不是「肺熱」而是「腎虛」

「腎虛」指的是身體從根本上開始衰老，就像大樹的樹根開始搖晃。人衰老時，最早出現的變化不一定是怕冷、疲倦或腿腳不靈活，而是身體開始出現各種「漏水」現象。最典型的就是夜尿增多，而後是喝了水就想上廁所，再之後是鼻涕多了、大便不成形等情況。女性可能會出現白帶增多且變得清稀。總之，身體的各種排泄物和分泌物變得清稀且量多，這些在中醫裡都屬於虛的表現。「漏水」現象的出現，是人變老的第一個徵兆。

人體有70%都是水，為此，身體必須透過各種機制來嚴防「漏水」。這些保水的功能是後天進化而來的。如前所述，按照生物進化的序列來看，越晚出現、越晚成熟的功能會最先退化；人體的保水功能也是如此，在自然狀態下，它會隨著年齡的增加而逐漸衰退。所以，老年人常會給人邋遢、不乾淨的印象，因為他們可能會有鼻涕多、唾液多，還可能無法憋住尿，這些都是保水功能失常所導致的「漏水」現象。

此外，還有很多人雖未達老年，卻因體質原因而早衰；或者雖然沒有全身性早衰，但局部出現虛損失常，也會造成局部「漏水」。例如，虛寒感冒的人，鼻涕和痰都是清稀且量多；虛寒體質的女性，白帶也可能是量多且清稀；脾胃虛寒的人，大便常年稀軟不成形，其中含水量過多是關鍵因素之一。

很多人即使感冒已經痊癒，仍然覺得有痰；或者雖然沒有感冒也不咳嗽，但就是痰多，而且是白色的清稀痰，為此吃了很多清熱化痰藥也無效，甚至反而症狀加劇。

有個止咳藥的廣告宣稱：「咳嗽總不好，是肺熱」，這是錯誤的！無論是兒童還是成人，如果咳嗽持續不癒並拖延很久，患者不可能僅僅是熱的。即使最初的病因是肺熱，但隨著病情的發展，身體狀況也可能轉變為虛寒。這一點可以從痰的顏色和性狀看出，患者會從最初的黃痰逐漸變成清稀的白痰。

負責人體內臟調節的是自律神經系統。自律神經系統分為「交感神經」和「副交感神經」兩部分。「交感神經」的作用是加快心跳、升高血壓。當我們遇到危險或在白天應對日常生活時，「交感神經」的功能會占主導地位，以確保身體處於相對興奮的狀態。「副交感神經」的功能則與之相反，主要負責在身體處於平靜狀態下維持各種生理機能，包括使心跳減慢、血壓降低，同時使身體的各種分泌液變稀變多。從進化角度來看，「交感神經」比「副交感神經」更為高階。

前面提過，身體中越高階的器官組織退化得也越早。一旦虛弱或衰老來臨，「交感神經」的功能會優先不足，取而代之的是「副交感神經」這個相對低階的神經功能占上風。因此，痰、唾液、鼻涕、大便等分泌物的含水量開始增加，人體就開始出現「漏水」現象，這意味著腎的固攝功能減退，此時就需要開始補腎了。

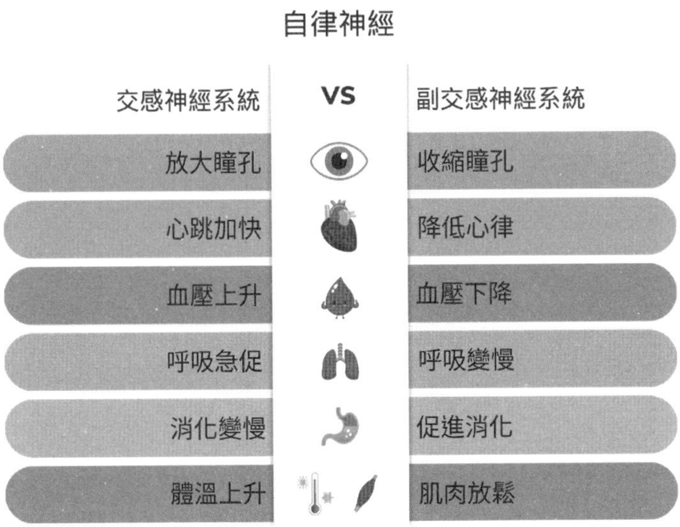

交感神經系統	VS	副交感神經系統
放大瞳孔	👁	收縮瞳孔
心跳加快	♥	降低心律
血壓上升		血壓下降
呼吸急促	🫁	呼吸變慢
消化變慢		促進消化
體溫上升		肌肉放鬆

許多人，尤其是老年人，可能會在沒有咳嗽的情況下，仍每天一早咳出很多痰，且痰量多且清稀。這時，即便不用補腎藥，也要用溫熱的藥物才能化痰，例如「二陳丸（湯）」，或者用10克陳皮泡茶，而不是使用川貝、黃芩等清肺熱化痰藥物。如果「二陳丸」仍無法有效止住這類清稀痰，可以配合使用「五子衍宗丸」。儘管「五子衍宗丸」主要用來治療泌尿和生殖系統問題，其原理是透過增加身體的固攝能力來減少漏水。對於伴隨有怕冷、夜尿多的老年人來說，搭配「五子衍宗丸」的效果更佳，甚至可以說是一舉兩得，因為這個藥可以加強補腎的效果。

二陳湯（出自《太平惠民和劑局方》）

組成：半夏、橘紅、茯苓、甘草

功效：燥濕和痰，順氣和中

說到「五子衍宗丸」，它還可以用來治療一種「漏水」，那就是腹瀉。這種腹瀉通常發生在清晨，起床後必須馬上上廁所，中醫稱之為「五更瀉」。這類腹瀉的大便通常沒有任何臭味，這與前面提到的小便清稀是同樣的道理，因為身體失去了濃縮和重吸收的能力，火力不足，所以大小二便都變得清稀且量多。這些都是典型的腎虛表現。

除此之外，還有一種腹瀉與腎虛有關，未必非得是「五更瀉」，而是每天的大便不成形，次數多且沒有臭味。如果已經嘗試了許多健脾的處方，例如「香砂養胃湯」、「香砂六君子湯」，但效果仍不佳，這時可以考慮使用「四神丸」【見第三章】。這是由四種補腎藥組成的方劑，因為當腹瀉已經把身體拖成了腎虛，必須在補腎的基礎上進行健脾。因此，可以將健脾方和補腎方搭配使用，以便有效止住這種虛性的腹瀉。

香砂養胃湯（出自《萬病回春》）

組成：白朮、茯苓、人參、蒼朮、厚朴、陳皮、香附、白豆蔻、木香、砂仁、甘草、生薑、大棗

功效：益氣和胃、消痰進食

香砂六君子湯（出自《時方歌括》）

組成：木香、砂仁、陳皮、半夏、黨參、白朮、茯苓、甘草、生薑、大棗

功效：益胃補中，理氣和胃

說到這裡，順便介紹一個蘇東坡養生的偏方。

別以為蘇東坡只是位詩人，他其實對中醫也非常了解。事實上，許多中國古代的文人同時也是中醫，所謂「秀才學

醫，籠裡抓雞」，意思是：有文化背景的人學習中醫會相對容易，因為中醫源於易經哲學，能讀懂典籍內容便能成醫。

蘇東坡的保養之道之一是吃芡實，也叫「雞頭米」。但蘇東坡的吃法頗為獨特，他會取剛煮熟的芡實1粒，放入口中，緩緩含嚼，直至津液滿口，再鼓漱幾遍，最後徐徐吞下。每天以此方法吃芡實10至30粒，日復一日，堅持不懈。蘇東坡也非常喜歡吃用芡實煮成的「雞頭米粥」，並讚美道：「粥即快養，粥後一覺，妙不可言」。

芡實入脾腎二經，能健脾祛濕、固腎止瀉。它補腎的效果優於山藥，祛濕效果優於赤小豆，鎮靜效果強於蓮子，有「嬰兒食之不老，老人食之延年」的說法。從它能顧及到人生的老、幼兩頭，足以證明它的補腎功力。當身體出現各種「漏水」現象時，都可以利用芡實進行食療，或將其作為雜糧粥的成分之一。

3

飲茶、喝酒後
尿頻的人，老得早

平時大家聚在一起喝酒飲茶，推杯換盞之間，其實就能判斷每個人的體質狀態，甚至可以觀察到誰可能有「腎虛」的問題。那些總是頻繁上洗手間，喝了就尿頻的人，往往比那些坐到最後也不上廁所的人老得更快。這並不是因為他們的膀胱容量較小，無法憋尿，而是有兩個和衰老有關的原因導致了他們頻繁尿頻：一是身體的蒸化（氣化）能力不足，二是腎臟的「重吸收能力」下降，這兩者都是腎虛的常見徵兆。

尿液是血流流經腎臟之後，被腎臟的腎小球過濾代謝出的多餘水分。血液在經由腎臟過濾之前，還要經過兩道程序：一是全身皮膚的水分蒸發。這種蒸發並非出汗，而是在你沒有感覺的前提下，水分就不斷從皮膚散發出去，這在醫學上稱為「無感流失」；另一個程序是血液流經腎臟之後，腎臟會進行水分重吸收，相當於將尿液進一步濃縮。如果這兩個環節中的任何一個出現問題，都會容易尿頻，尤其是在喝水、喝茶、喝咖啡或喝啤酒後。

只要仔細觀察，你會發現，很少「一喝水就想尿尿」的人通常身體較為壯實，且不太怕冷。而那些頻繁去廁所的人，平時肯定較少運動，且容易怕冷。人若怕冷意味著代謝率低，人體的代謝能力就是我們俗稱的「火力」。火力不足，水分就無法透過蒸發排出；如果水分只能經由排尿這一途徑排出，尿量自然會增加。而火力較旺盛的人，水分在到達腎臟前就已從皮膚蒸發，因此他們不僅尿量少，皮膚狀況也更好，因為無感流失過程相當於從內而外地為皮膚提供一次徹底的保濕補水。

許多女性在護膚上投入了大量金錢，但最後皮膚狀況還不如她那個從不認真洗臉，甚至一輩子沒用過護膚品的老公好。這是因為大多數男性火力較旺，能透過無感蒸發來保護皮膚；而如果你的火力較弱，水分無感流失較少，就無法透過這種方式達到補水保濕的效果。

你可能會說：「我們可以敷面膜呀！」的確，敷了面膜後，皮膚會立刻變得細嫩。但如果沒有立即塗上保濕護膚品，一個多小時後皮膚就會被打回原形，原來膚質多乾燥還是多乾燥。這是因為皮膚的最外層是角質層，經常直接暴露在風吹日曬下，平時就像乾木耳一樣。敷了面膜後，面膜中的水分就像把這個乾木耳泡發一樣，細胞吸水膨脹，使皮膚看起來更加飽滿細緻。但是，這些水分很快就會揮發，濕木耳又會變回乾木耳。除非你能全天候敷面膜，讓皮膚隨時保持水分充足，但這顯然是不現實的。相較之下，身體內的水分透過「無感流失」的過程，只要人活著，只要火力足夠，每分每秒都在持續進行。這種自然的保濕能力，豈是單靠一張面膜可以比擬的？

再說回「尿頻」這個問題：血液流到腎臟，經過腎臟濾過，重新再吸收後排出的液體就是尿液。腎臟的重吸收功能是人體保水的最後一道防線，也是腎功能下降時最早出現的變化。如果這最後的保水功能減弱，小便沒有經過濃縮這一道程序，尿量自然會增多。

隨著年齡增加，腎臟功能會逐漸下降，或是年紀輕但腎臟功能已經不好的人，也會比其他人更容易頻尿。這些人通常夜尿較多，夜間睡覺時頻繁起床上廁所，這更是衰老的跡象。

因為人在平臥時，血液流經腎臟的量是坐立時的好幾倍，經過腎臟的血液多了，尿液的產量也增加。體質好、火力旺盛的人，重吸收能力強，身體能夠有效將尿液濃縮，因此可以整夜不需要起床上廁所；而體質較弱、火力不足的人，濃縮功能不佳，尿量相對增多，因此夜尿次數也隨之增加。

為什麼腎虛的時候，小便的情況會先改變？這與中醫所說的「腎主固攝」有關。中醫的腎，是把守水的關口。人類是從水生進化為陸生的，人類的祖先爬上岸後，必須具備的第一個功能就是保水，但人體的保水功能，會隨著年齡增加而退化，這個功能一旦降低，各種漏水現象就會出現，所以喝酒、飲茶時候，頻繁解尿。

這些現象在中醫裡，都屬於脾腎陽虛。其中，喝水後頻尿的情況，多與脾虛有關，因為脾是主運化的，所謂「運化」，就是類似運輸和蒸發能力。人體與大自然相似，在植被茂盛的地區，雨水必定充足，但充足的雨水必須蒸發成水蒸氣，才能為植被提供養分，而不至於洪水泛濫。當脾虛時，蒸發無力，運化失常，相當於體內「洪水氾濫」，喝進去的水無法被吸收，只能通過尿液「泄洪」。因此，頻尿的人需要健脾，而這正是參苓白朮散發揮作用的地方。一般服用一週後，尿頻情況會有所改善，長期服用還能調整脾虛體質，逐步提升水分的運化能力。

參苓白朮散（出自《太平惠民和劑局方》）

組成：扁豆、人參、白朮、茯苓、甘草、山藥、蓮子、薏苡仁、桔梗、砂仁、大棗

功效：益氣健脾，和胃滲濕

脾虛之後，還可能發展為腎虛，而這就是人體的最後一道防線。以夜尿多為主的人，應著重增強腎臟的重吸收能力。這正是「五子衍宗丸」的主要功效，這個方劑非常有效，服用三到五天後，夜尿就會減少。若同時出現喝水後頻尿和夜尿頻繁的情況，通常可以合併使用「參苓白朮散」與「五子衍宗丸」，雙管齊下。

在另外，我想提醒大家，如果患者有糖尿病，夜尿的頻率也可以反映血糖控制得好不好，以及血糖對腎臟的損傷程度。高血糖是所有腎臟損傷因素中最主要的，而且這種傷害是在無聲無息中時時刻刻進行的，最方便的觀察指標就是「夜尿」。

如果夜裡頻繁起床上廁所，就意味著腎臟受傷了。隨著糖尿病病程的延長，腎臟功能會逐漸受累，夜尿增多也成了糖尿病患者的常見症狀，這也是「久病及腎」的結果，長期高血糖對腎臟的損傷，最終演變成中醫所說的「腎虛」。夜尿多既是西醫診斷「糖尿病性腎病變」的指標之一，也是中醫腎虛的表現。因此，嚴格控制血糖是保護脾腎的關鍵。

4
慈禧吃的「五味子膏」，你可以試試

「垂涎三尺」是形容一個人非常貪饞，含有貶義。前面曾提到調節內臟的神經系統分為交感神經和副交感神經。交感神經刺激會促使唾液腺分泌富含蛋白質的粘性唾液，而副交感神經的興奮則導致唾液腺分泌大量富含電解質的水性唾液。從生物進化的角度來看，交感神經比副交感神經更為先進。隨著衰老或身體過早衰老，交感神經會退化，導致富含蛋白質的粘性唾液分泌減少；相較之下，副交感神經負責的水性唾液分泌則會增加，「垂涎」因此產生。當口水多到可以垂涎的程度，大多是身體的一種返祖，因為這是「腎虛」而「漏水」了。

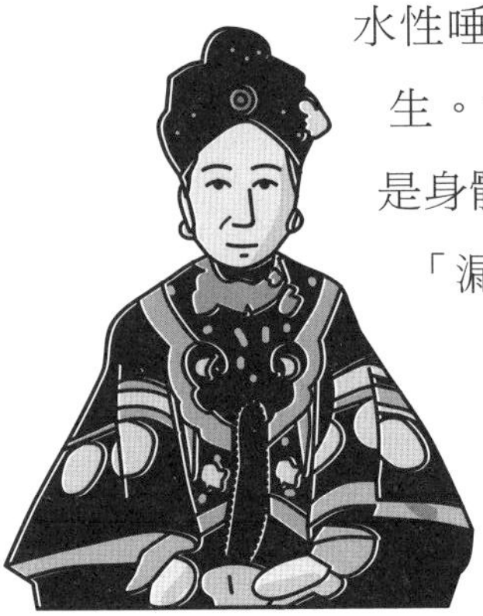

中國宮廷醫學在延緩衰老方面始終引領著中醫學的發展。

清朝御醫曾專門為慈禧研製

了一種可以延緩衰老的藥膏，叫「五味子膏」。當時的醫案記載：「光緒年六月初八日，五味子膏。五味子八兩。水洗淨，浸半日，煮爛，濾去滓，再熬似飴，少加蜂蜜收膏。」事實上，「五味子膏」在宋代的《本草衍義》和明代的《醫學入門》中已有記載，主要治療的病症是「虛脫」。

這裡提到的「虛脫」並不是我們常說的因低血糖或炎熱導致的休克昏厥，而是因為「虛」所導致的身體各種功能失職。比如大汗淋漓、排尿增多、身體分泌液稀薄增多，以及失眠、心慌等，這些都是身體無法應對時所出現的種種表現，漏水只是其中的一種。

既然叫五味子，就是因為它具備了五味，《新修本草》中說：「其果實五味，皮肉甘、酸，核中辛、苦，都有鹹味，此則五味俱也」。中醫認為，五味分別入心、肝、脾、肺、腎五臟，因此五味子的「節流」作用可以體現在這五個臟腑。例如心慌、失眠的心氣虛，出汗特多的肺氣虛，垂涎三尺的脾虛，尿多、尿頻頻繁以及女性白帶多、男性遺精滑精的腎虛，都是它能控制住的，這些也都是腎虛時會相繼出現的症狀。

五味子膏的最佳食用時間是每年春天，因為春天萬物復甦，是生發的季節。從唐代的孫思邈時期開始，人們會在農曆五月之前開始服用五味子膏，借其收斂之性來調節身體的水液平衡。

「五味子膏」味道酸酸甜甜的，自己就可以做，製作過程簡單。五味子250克，先用水清洗後，加入適量的水，浸泡半天。然後放入鍋中煮沸，繼續煮半小時。去掉渣滓後，加入適量的蜂蜜或飴糖，繼續熬煮至稍微變成膏狀即可。放涼後存放於冰箱中，每天食用10-20克，餐前或餐後食用皆可。

5
你不是腦子懶，你是「腎虛」了

健忘，這本來應該是發生在老年人身上的問題，但現在也有很多年輕人都抱怨自己健忘。造成健忘的主要原因有兩個，其中最關鍵的原因之一是「腎虛」——這會導致大腦「記憶體」容量下降。

用腦過度

我有位女性朋友的丈夫在公家單位任職。某一年，上層來稽查發現該單位存在黑幕，所有人都被懷疑收受回扣，統統被集中在一個賓館裡接受調查。這位朋友嚇壞了，她的丈夫被拘留了一個月，她也因此整整擔心了一個月，並且出現了嚴重的失眠。經過一個月的調查後，她的丈夫被證明未涉貪污而被釋放。儘管生活恢復了正常，但從那時起，她出現了嚴重的記憶力下降，甚至達到轉頭就忘的程度。這就是典型的用腦過度所致，長期的腦力使用過度導致腎虛，進而使髓海變得空虛。

人的記憶力好壞取決於兩個因素。一個因素是腦細胞的效能。若用電腦來比喻，CPU越是高階的電腦，運算能力強，記憶體容量大，能儲存的資訊就多，功能也更優異。同樣地，大腦功能優秀就像一部高階電腦，記憶力佳，處理資訊的速度也更快。另一個因素則與需要記憶的資訊有關。如果需要記憶或處理的資訊過多或過於雜亂，超過了大腦的記憶容量，就會發生健忘現象。

現代人身處數位時代，網路資訊十分發達，我們每天接觸的資訊量已經超載。即使你沒有刻意去記憶，這些資訊仍然會占據大腦的記憶空間，並影響記憶力。每次記憶的形成都會消耗能量，記憶的資訊越多，能量消耗就越大。特別是面對全新領域的陌生資訊，大腦需要開闢新的途徑來處理這些資訊，因此耗能會更多。

當人的能量消耗到一定程度，就會發生中醫所說的腎虛。所以才有「情深不壽，過慧易夭」的說法。「情深」和「過慧」都指的是用腦過度，一旦過度使用腦力，就可能傷及身體的根基，也就是中醫所說的腎。

拒絕創新

我們常說一個人墨守成規、拒絕創新，這看似是在形容一個人的心理或性情，其實這些特質多半與身體狀況有關。

歷史上的名人和精英，大多具備強大的創新能力。後人總結他們的生平時，往往會發現這些人不僅聰明過人，而且精力充沛，許多人即使每天只睡三、四個小時，仍然神采奕奕。

我們相信，這些擁有聰明才智的人均憑藉著健康的身體為基礎，具備優異的體能，並以充沛的能量支持大腦的創新；畢竟，思考是需要能量的。

無論是哪一種生物，都需要能量來維持生存。為了確保能量足夠，生命自然進化出「節能」的本能，未能發揮功能的器官會自然萎縮，以達到節能的目的。思考也是一樣，思考過程是由大腦的神經衝動所產生的信號，每當完成一個神經迴路，就完成了一次思考。當神經衝動的迴路是熟悉的老套路時，神經傳導變得更加節能，好比俗話所說的「輕車熟路」；但如果這個迴路是新開創的，完成這個新迴路所需的能量就會比舊迴路多得多。

大腦和其他器官一樣，節能是其本性，所以會本能地選擇熟悉的節能路徑。如果一個人缺乏創意、思維僵化，可能是因為他的腦部仍習慣於走熟悉的路徑；另一個原因可能是因為他的身體能量不足，所以會本能的節約創新思考所需的能量。

我們常說「多一事不如少一事」，有些人害怕混亂，覺得事情多就是麻煩，因此他們喜歡規律的生活方式，不喜歡改變。因為一件新事物就是一個新刺激，將使大腦為了應對而消耗身體能量。

有些老年人喜歡清靜，家裡如果來了客人，常覺得是一種負擔，這主要是因為他們希望減少事務，以節省能量。從這個角度來看，能夠創新、甚至改變自己命運或歷史的人，一定不會是腎虛或早衰的。他們必須擁有足夠的能量作為支撐，才能源源不斷地提供神經走新迴路所需的能量。這些人能夠克服並遠離節能的本能，只有離節能的本能越遠，才有可能在群體中脫穎而出。

老年失智

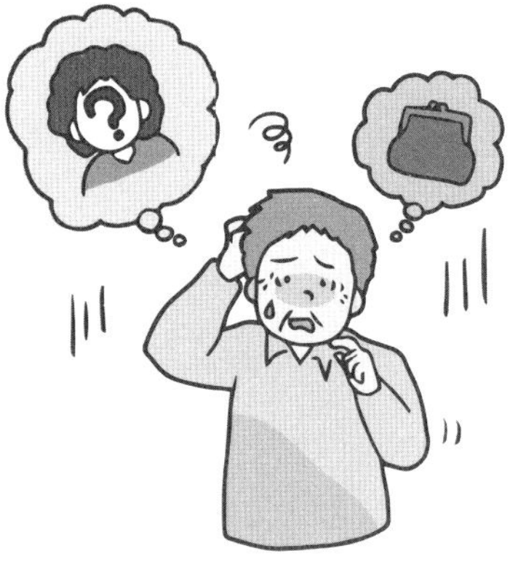

健忘的極端情況就是「失智症」。由於失智症大多發生在老年人群，而老年人常常處於腎虛的狀態，因此「腎虛」也被認為是導致失智症的主要原因之一。

失智症，迄今仍無特效藥，因為其致病原因眾多，例如病毒感染、慢性疾病、不健康的生活方式、營養不良等，且這些因素往往是長期累積所造成的，這與中醫所說的「久病及腎」的觀點相符。因此，無論是改善記憶力、延緩失智症的發展，還是減輕其症狀，補腎被認為是一種有效的方式。

部分研究發現，很多失智症患者，是貧困族群，或者經常吃素，很少吃肉，長時間營養不良[2]。

中國著名的政治家毛澤東喜歡吃紅燒肉，而且動腦之後一定要吃。他曾說過：「紅燒肉補腦」，這句話確實有其道理。因為大腦的能量消耗占全身總耗能的四分之一，如果能量供應不足，首先缺氧的就是大腦，而大腦的功能也是最先受到影響的。

中醫有一個滋陰的著名方劑，叫作「大補陰丸」，出自《丹溪心法》。其組成包括黃柏（炒）、知母（酒浸，炒）、熟地黃（酒蒸）、龜板（酥炙）。原方的製作方法寫道：「上藥為末，用豬脊髓煉蜜為丸。」加入豬脊髓是因為它能通腎命，以骨入骨、以髓補髓，也就是用骨髓直接補腦，這是因為中醫認為，腦為髓之海。

除了中醫使用豬脊髓入藥外，西醫的神經外科也會採取

---

2 編註：吃素與失智症是否有絕對關係，尚無定論。作者是基於 2019 年 3 月法國國家健康與醫學研究院等多處機構所進行的研究的資料表示。此份登載在《阿茲海默症期刊》（Journal of Alzheimer's Disease）中的研究提出，「肉類攝取不足可能提高罹患失智症的風險」。

類似的方法來治療疾病。臨床上有一種罕見疾病，叫作「脊髓空洞症」，這種病是脊髓因為先天或後天因素，導致脊髓受到壓迫，進而形成空洞，從而引起肢體運動和感覺的異常。西醫的治療方式採取先透過手術將導致脊髓受壓的因素去除，例如血管瘤或脊柱組織。然而，術後的康復只能依賴病人自身的神經生長恢復。有些外科醫生根據臨床經驗發現，手術後給患者飲用豬、牛或羊骨髓燉煮的湯有助於康復，效果顯著，因此將這種方法寫入術後康復指南中。

楊絳先生與木耳棒骨湯

著名作家楊絳是錢鐘書先生的夫人，享壽百歲以上，並在102歲時仍出版專著。她一生恬淡豁達，生活上沒什麼特別的講究，唯一不變的就是每天飲用的例湯——「木耳棒骨[3]湯」。

楊絳女士思路清晰，筆耕不輟，這與她常飲此湯不無關聯。因為木耳和骨髓都是入腎經、補腎的食材，類似神經科醫生建議脊髓空洞症患者飲用的骨髓湯。而且木耳作為真菌，具有中和動物膽固醇的作用。這兩種食材搭配，堪稱補腎健腦、減輕健忘的絕佳組合。

除了骨髓外，核桃也是改善健忘的優良食材。而且，當

3 編註：棒骨，牛羊豬的腿骨。

代研究發現，核桃和蓮子對於失智症的治療具有明確的效果。這並不難理解，因為這些食材都是植物的種子，種子將來會生長為植物，是植物能量最集中的部分。因此，食用植物的種子，等同於攝取濃縮的能量。

嘉靖皇帝與龜齡集

人體對能量需求最高、對能量缺乏最為敏感的器官就是大腦，一旦補充了充足的能量，大腦自然是最先受益的。中醫有一個添精、補髓、益腎的名方，名為「五子衍宗丸」，專門用來治療腎虛。此方由五種藥材的種子組成，包括菟絲子、五味子、枸杞子、覆盆子和車前子，故又稱為「種子方」。對於健忘初期或失智症早期患者，可以使用「五子衍宗丸」；到了晚期或重度失智，則可以選擇「龜齡集」。

明代中葉，朱元璋的八世孫朱厚熜登基為帝，即嘉靖皇帝。他廣泛收集長生不老藥方，「龜齡集」正是當時醫師獻上的仙藥之一。這個藥方包含鹿茸、海馬、雀腦、鎖陽、熟地黃等補腎陰、補腎陽的藥材，所有具有「血肉有情」之特性的食材皆囊括其中。據說嘉靖皇帝服用後，果然身體健康，並連續生子。生育能力的維持與智力的維持同出一轍，均依賴於充實的腎精和腎氣。而能促進生育的藥物，通常也具備改善記憶力的功效。

在補腎的同時，若患者希望減輕健忘的症狀，還必須減少資訊接收的強度、密度。即使補腎藥物能有效增強大腦的記憶能力，但若未適當控制吸收的資訊量，一旦超過人體的負荷，大腦仍可能出現「當機」的問題。

6
早生華髮，
你的身體要被「掏空」了

說到白髮和脫髮，關注這些議題的已經不再僅限於中老年人，越來越多的年輕人也開始關注！如今，人們對頭髮問題的關注甚至超過了對面容的關注，這是為什麼呢？其實，頭髮對人的生命存續並無關鍵影響，當身體稍有虛損，頭髮往往是最先受到影響的部位。因此，早生華髮的問題變得非常普遍，並成為了人們關注的焦點。

一夜白頭是怎麼發生的

你可能聽過一個故事——伍子胥過昭關。當時，楚平王即位後，想要殺掉伍子胥，於是城門口貼出了他的畫像，並懸賞捉拿。伍子胥四處投奔無路後，來到了昭關，這裡即為今天的安徽省含山縣。昭關前面就是大江，還有重兵把守，想要過關真是難於上青天。為了設法逃出去，伍子胥焦急得一夜間白了頭。

雖然歷史記載中可能有誇張成分，但那一夜決定了伍子胥的生死。他必須絞盡腦汁才能找到過關的方法。這個絞盡腦汁的過程對大腦造成了極大的壓力，同時也對腎臟造成了損傷，足以引發急性「腎虛」。在這種情況下，頭髮往往是腎虛時最先受到影響的部位。

我有個朋友突發車禍去世。次日，我們前去他家慰問，一開門便嚇了一跳。他的媽媽看起來像是完全變了個人似的。雖然她並不是一夜白頭，但皮膚和頭髮的狀態驟然變得十分憔悴，就這麼一夜的時間！如果不仔細看，會覺得她的頭髮變白了，其實是因為她變得非常憔悴。我想伍子胥當時的狀況也可能給人帶來類似的感覺，至少在頭髮變白之前，他的狀態應該也很疲憊。

頭髮變白、焦枯、脫落，往往是因為在此之前經歷了高度的腦力消耗，當然，情感上的折磨也會增加腦力消耗。雖然大腦只占全身重量的2%，但其能量消耗卻占據了全身能量的四分之一。在絞盡腦汁時，大腦的能量消耗更是顯著增加。全身的能量消耗是固定的，此消彼長，當某一部位的耗能增加時，其他部位的耗能就會相應減少。頭髮是身體的次要部位，因此在節能過程中，頭髮會首先受到影響，以便為身體處理緊急情況騰出更多能量。

嚇尿是怎麼發生的

任何人在突然受到驚嚇或巨大刺激時，都可能發生小便失禁，在某種程度上是類似的。從西醫的角度來看，這是因為驚嚇導致大腦皮層短暫功能紊亂，使大腦失去對膀胱括約肌的控制力。一旦膀胱括約肌放鬆擴張，就會發生尿失禁。從中醫角度看，這就是驚嚇所導致的「腎虛」。因為在怒、喜、憂思、悲、恐驚等情緒中，驚恐對應著腎。當驚嚇導致尿失禁，就是「恐傷腎」的結果。因為驚恐情緒是一種集中且高強度的大腦刺激，這樣的驚嚇相當於過度使用大腦。

無論是白種人還是黃種人，隨著年齡增長，頭髮顏色都會改變，總之都要褪色。這是因為年齡增長後，身體的能量逐漸不足，頭髮中的黑色素生成能力也會下降。

然而，中國人似乎更容易出現白髮。其中一個可能的原因是，中國人的大腦較為發達。前文提過，根據研究發現，東亞人的腦容量比歐美人和非洲人更大。雖然我們不能將智力與腦容量完全劃上等號，但腦容量較大的人，自然需要從固定的能量中獲取更多的資源，這樣留給肌肉的能量相對就會少許多。

除此之外，現今的生活環境，即使從事的不是腦力密集型職業，龐雜的人際關係和爆炸性的資訊量仍然會令人感到疲憊和焦慮。因此，能量消耗肯定比過去要多得多，這可能導致腎虛提前發生，白髮自然也就會提早出現。

自製烏髮食療方

既然白髮、脫髮與腎虛有關，那麼補腎就是一個有效的治療辦法。有一個古方，稱為「二至丸」，這個方劑由兩味藥材組成：女貞子和旱蓮草，都是補腎陰的。這個方劑可以用來烏髮，改善頭髮早白的問題。

核桃和芝麻也具有烏髮的作用，它們都可以作為食療的主角。我們可以將黑芝麻和核桃磨成粉，沖泡成飲品，無論是當作早餐還是點心，都很適合。每天食用約20克，只要持之以恆，就能補到頭髮這個「血之餘」。

也可以使用桑葚10克和旱蓮草10克一起煮水，然後將這個藥湯與阿膠粉（或阿膠塊）5-10克混合服用。如果使用的是阿膠塊，需要攪拌至完全融化；如果使用市售的阿膠膏，則每天吃10克左右。

阿膠也能烏髮

我有一位朋友在一家阿膠生產企業擔任高階主管。過去，那裡一直是貧困縣，當地百姓連基本的飲食都難以保障，而阿膠是當地人唯一能夠享用的零食。如今，我的朋友已經50多歲，卻沒有一根白髮，這可能與她從小就吃阿膠有關。因為阿膠就是入腎經，能補肝血、滋腎陰，被譽為「補血聖藥」。

有些人可能會問：「阿膠不是女性吃的嗎？男人也可以吃嗎？」

我來講個例子——曹植，就是「煮豆燃豆萁」的作者，曹操的第三個兒子。曹操去世後，曹丕繼位成為皇帝，曹植一直受到曹丕的忌憚，因此才逼出了著名的「七步詩」。

當年曹植的身體非常虛弱，可能也早生華髮。親兄弟之間能互相殘殺成那樣，為了生存，他肯定也是絞盡腦汁，所以才會骨瘦如柴，身體極度虛弱。當時他擔任山東東阿縣的官職，經常食用阿膠，身體逐漸恢復健康。因為直接受益，曹植甚至寫詩將阿膠稱為仙藥：「授我仙藥，神皇所造。教我服食，還精補腦。壽同金石，永世難老。」

然而，阿膠只是補血藥，並不是雌激素。之所以被認為是女性用藥，主要是因為女性失血的機會較多。雖然男性不會像女性那樣每月失血，但每天的腦力勞動對氣血的消耗一點也不遜色於女性。

堅持天天吃才能見效

許多人曾嘗試這些養生食療，但仍會覺得「不管用」，沒有看到頭髮變黑。最主要的原因就是沒有堅持下去。中醫所謂的養生，其實是指「養成健康的生活方式」，而生活方式本身就是一種習慣。特別是對於這些補腎烏髮生髮的藥物，使用時有一個條件——必須長期服用。許多中醫典籍中都提到一個觀點：「久服令人不老」，因此，堅持是成功的關鍵。

因為補腎陰是建立基礎的過程，而建立基礎是不可能一蹴而就的。若急於求成，只會造成基礎不穩，彷彿是「豆腐渣」工程，因此必須持之以恆。另一個原因是，白髮的產生通常表示「腎虛」已經達到一定程度。如果想要遏制白髮的生長，不僅需要填補之前的虧空，還要應對每天新發生的虧空。若在補腎的同時仍然絞盡腦汁，過度用腦，這種虧空的填補就會變得更加緩慢，因此效果也會遲緩。

放鬆心情，減少白髮

接下來，我們要談談一個有助於減少白髮的方法，那就是放鬆心情。

其實，即使不進行補腎，如果能有半年的時間處於休養狀態，白髮也會有所減少，因為休息有助於身體「止損」。然而，現代人要徹底休息幾乎是不可能的，每個人都需要謀生，那麼該如何讓大腦得到放鬆呢？一個非常簡單的方法就是發呆，每天花5分鐘時間發呆。

我們的身體時時刻刻受到大腦的支配與約束，許多疾病的產生其實是因為大腦過度約束的結果。發呆就是讓大腦放空，什麼都不去思考，但人又沒睡著，這個時候正是大腦最放鬆的時候。很多的發明與創造，並不是透過冥思苦想出來的，而是在散步或發呆時突然迸發靈感。例如，牛頓在坐在蘋果樹下發呆時，突然獲得了「萬有引力」的靈感，這就是大腦潛能的爆發。

身體的潛能也是如此。參禪打坐能養生，就是透過放鬆大腦，進而減少對其他組織和器官的約束，使身體能夠自行動用潛能來調整平衡。如果每天能夠有一段時間放空發呆，收穫的可能不只是頭髮少白、減少掉髮，連身體的各種疾病都有自癒的可能。

7
做炸藥的硫磺，幫她止住了渾身大汗

常出汗可能是因為嚴重的虛寒

出汗是人體散熱的正常方式，人人都會透過流汗來維持正常的體溫。但是，若流汗過度，這就可能是不正常的現象，甚至可能是「腎虛」的徵兆。以下我舉兩個例子：

有位20幾歲的女孩，因為泌尿系統感染，服用了一年的西醫抗生素和中醫清熱解毒藥，但最終不僅感染情況未能控制，還開始出現過度流汗的現象，且流汗情況越來越嚴重，甚至導致她將長髮剪短，因為頭髮總是濕透。冬天出門時，一吹到風就擔心感冒。

這應該是我見過被庸醫誤治最為極端的例子！抗生素和清熱解毒藥的性質寒涼，怎麼可以連續服用一年？如果炎症的治療長達一年仍無法改善，就該要深究這個炎症的病因，可能需要進行細菌培養，找出正確的致病原因，並重新診斷；或者換個治療思路，反思究竟是什麼原因導致治療無效。總之，不能這樣盲目服藥，直到腎臟受損的地步。

這位病患在找到我之前，幾乎嘗試了所有中醫能止汗的方劑，包括健脾止汗的「玉屏風散」、調和營衛（防衛體表陽氣與固守人體內陰液）的「桂枝湯」以及固表止汗的浮小麥。她更是一把一把地將這些藥材當茶飲用，甚至黃耆的每日用量已達60克，連紅參也每天服用20克。然而，這些治療不僅未能止汗，甚至連上火的感覺都沒有，大便仍然稀薄不成形，可見身體的虛寒有多麼嚴重。

說說黑錫丹

這讓我想到了中醫的「黑錫丹」[4]。這是中醫中滋補腎陽的頂級方劑，堪稱「虎狼之品」。它的藥性極為峻猛，內含黑錫[5]、硫磺[6]、附子、肉豆蔻、補骨脂、陽起石、肉桂等大

4 衛生福利部已於1991年9月18日函頒禁止含鉛丹口服用中藥之製造、調劑、供應。

5 編註：黑錫，其實就是鉛。性味辛、鹹，寒，有毒。入心、脾、肝經。

6 編註：硫磺味酸，性溫，具有毒性，主要歸經於腎經和大腸經。藥用硫磺粉一般依製程分為生硫磺和制硫磺。生硫磺毒性較強，主要用於外用；制硫磺經過繁瑣的製程，毒性較低，主要用於內服。外用的硫磺粉適合一般人使用，而內服的硫磺粉則需經由專業中醫師診斷後方可使用。

熱補陽藥。我給這位患者試用了幾天，竟然沒有出現上火的情況。於是，我繼續使用這個方劑，並搭配鹿角膠、阿膠等重劑補陰藥，每天讓她服用。

鹿角膠與阿膠這兩種膠類藥物，都是補陰的，目的是增強身體的根本能量，就像為生命的蠟燭增添蠟油，以確保它能夠更持久地燃燒。只有在這個基礎上，才能借助硫磺這類大熱的補腎陽藥來增強火力。如果沒有這些膠類藥物打底，相信憑她的身體之陰恐怕難以承受如此強烈的提振與消耗。後來，這位患者的朋友去印尼旅遊時，帶回了一些印尼火山硫磺。自從她開始使用這種硫磺，流汗的問題才略有改善。

硫磺？你沒看錯，正是用來製作炸藥的硫磺。經過炮製後，硫磺便成為一種中藥，通常用於腎陽虛極致的情況，如「黑錫丹」中就含有硫磺。這種藥物通常用於肺源性心臟病的後期，當患者呼吸無力、嚴重缺氧時，它能幫助增強心肌功能，因為這個藥入腎經。

由於這位病人出汗嚴重，是身體機能退化的表徵，連正常的蒸化功能都失去了。她無法像正常人一樣，透過皮膚無感蒸發或小便排出水分。她如此大汗淋漓，是因為身體失去了蒸發的能力，水分還未經腎臟過濾就直接從毛孔排出，這是不折不扣的漏水現象！

身體蒸發水分的能力實際上就是火力，她和那些喝酒也不尿頻，火力充足的人處於完全相反的兩個極端。之前使用的黃耆與人參，雖然具有一定的止汗效果，但黃耆是透過補肺作用，而人參則是透過強心來止汗。之所以這些藥物無效，是因為她的虛弱已經傷及了根本。當身體出現腎虛時，僅針對肺和心的補強已經不足，必須深入到中醫「腎」這一層，才能從根本上助益到心肺。因此，必須使用像硫磺這類的補腎重劑。

還有一位出汗嚴重的女性患者，她形容自己「隨時揮汗如雨」。由於體型偏胖，她每天都在健身房運動，但這反而使她的出汗情況更加嚴重，嘗試了各種止汗方法都不見效。診察她的舌頭時，我驚訝地發現，她的舌頭呈現紫暗色，顯示有嚴重的血瘀現象。然而，她年僅30歲，通常不會有血糖、血脂、血壓方面的問題，怎麼會有如此嚴重的血瘀徵象？進一步詢問後，她才想起自己小時候曾因心臟瓣膜問題接受過手術，後來自己根本就忘記了，所以也就沒告訴我。

這下原因找到了，雖然她的心臟做過手術，但心臟依舊是她的「軟肋」，屬於身體相對薄弱的環節，導致她的心臟功能一直不如常人。隨著年齡增長，心臟功能逐漸下降，導致她的身體狀況從心氣虛發展到腎虛，傷及根本，因此才會出現與年齡不符的血瘀舌象。因為心臟無力推動血液循環，全身長期處於缺氧狀態，但她本人已經習慣了這種缺氧的感覺，所以並未明顯感到氣悶或胸悶，但其實出汗就是她缺氧的結果，尤其是大汗淋漓。這種大量流汗的狀況類似於中醫所說的「亡陽之汗」，通常見於病情危重的患者。由於已病入膏肓，患者的「陽虛」是從心陽虛發展到腎陽虛，雖然還不到腎陽亡的程度，但一般的止汗藥已經無法奏效。

吃飯出瀑布汗就用玉屏風散

這兩個病例顯示，人的出汗程度與身體的虛弱有關，而這種虛弱是分級別的：

在天氣炎熱或氣溫高的情況下，人體出汗是正常的；但如果在吃飯時也出汗，就有點不尋常。甚至有句俗話說：「吃飯出汗，一輩子白幹」，意思是流汗會把吃進去的營養耗散掉。

雖然這句話有些誇張，但確實有一定道理。吃飯時出汗的原因是，當你開始進食時，身體的代謝率會立即提高。因此，很多人早上吃過早餐後，中午反而會容易感到飢餓，而那些不吃早餐的人則不會感到飢餓，這是因為早餐喚醒了你的身體，提高了代謝率。

從代謝率的角度來看，吃飯出汗是正常的，但如果出現大汗淋漓，則代表固攝功能不足，這點與「動則汗出」的原理相同。這種情況是最淺層的虛——「氣虛」，通常是肺氣虛或脾氣虛。對於這種類型的出汗，可以使用「玉屏風散」

來治療，因為「玉屏風散」由黃耆、白朮、防風組成，它們都是入脾經、肺經的藥物。

再往下發展則是心氣虛。這類型的人，即便天氣不熱，也不吃飯，仍然會出汗。我有一位朋友非常喜歡跑馬拉松，每次跑完後，衣服都可以擰出水來，即使服用了「玉屏風散」也無法阻止他大汗淋漓。仔細詢問後，原來他之前有心臟問題，為了康復才開始跑步，但由於心臟功能不足，無法在運動時提供足夠的氧氣，因此他出汗的原因是身體缺氧。

我這位朋友的問題和前面兩個病例相似，癥結都在心臟。對於這類出汗的情況，需要使用人參類藥物來治療，因為人參入心經，而黃耆則只入肺經脾經。心氣虛是虛的第二個層次，此時應使用「生脈飲」，通過人參、麥冬和五味子的搭配來改善心臟缺氧，從而達到止汗的效果。

第三個層次就是連人參也無法改善的情況，這表示心氣虛過久而累及腎了，此時需要使用附子，甚至硫磺或黑錫丹等入腎經的方藥，透過從樹根（腎）進補，進而穩定心肺這些樹葉樹枝。

但是，這種必須動用到附子、硫磺的出汗現象相對較少見，這通常是較為嚴重的症狀。

許多異常出汗的人，即使是腎虛的情況，通常仍處於初始階段，這時並不需要使用重劑。前面提到的五味子已足以治療這種情況，因為五味子既入肺經和心經，也入腎經。雖然它的藥力較為和緩，但它的補腎效果平和，這也是為什麼清宮御醫會使用它製成膏劑給慈禧太后服用的原因，因為對於御醫來說，貴在安全。

對於一般流汗較多的人，建議可以使用生黃耆10克、五味子10克、浮小麥20克沖茶，持續飲用一段時間。只要不是淋漓大汗，一般而言都能獲得緩解。

8
夜裡出汗和白天出汗有什麼不同？

出汗是正常的生理功能，有助於身體散熱和維持體溫。然而，若出汗過多，可能表示身體固攝出問題，恐怕就會漏水，這種出汗主要指的是白天出的汗。

另一方面，若是夜晚出汗，就算汗出得少，也大多是病理性的，夜裡出汗的病理和白天出汗不同。夜晚的出汗被稱為「盜汗」，因為這種汗是偷偷流出的，像強盜一樣。許多人在早晨醒來時發現衣物已經濕透，也有一些人是因為汗多而醒來。無論是哪種情況，這通常是中醫所說的「腎陰虛」的表現。

從西醫的角度看來，夜裡身體的代謝率應該很低，但卻發生異常升高的狀況，才會逼出盜汗來。所以，治療盜汗需要在補陰的基礎上，輔以清虛熱，以降低代謝率。其中，最具代表性的方劑是「知柏地黃丸」。

知柏地黃丸

「知柏地黃丸」是以「六味地黃丸」為基礎，加入了知母和黃柏兩種藥材。這兩種藥材是入腎經的清熱藥，能夠清虛熱。這裡的「入腎經」就像對樹根澆水以滅火，它們的清熱效果遠超過入肺經的黃芩，甚至超過入心經的黃連，因為苦寒的效果非常強烈。能用到「知柏地黃丸」的盜汗，一定伴隨著患者手腳心發熱、身體乾瘦的特點，應在服用一至兩周後停止使用或減量，以避免苦寒損傷陽氣。

如果患者僅僅是盜汗，但手腳心發熱這種虛熱現象不明顯，可以使用「七味都氣丸」，這是一種在「六味地黃丸」的基礎上添加了五味子的方劑。五味子具有收斂作用，且入腎經，有助於從根本上恢復身體的保水功能。

之前我曾遇到一位盜汗嚴重的病人，長期服用「知柏地黃丸」仍未見改善。顯然，她的問題不僅僅是虛火，而是已經腎虛到難以承受的程度。因此，我建議她改用家裡已有的「六味地黃丸」，並配合「五子衍宗丸」一起服用。結果，僅三天後，她的出汗情況就顯著減少。

這位病人除了因代謝異常導致汗水增多外，還因為過高的代謝傷了樹根，使得保水的功能減低了，用「五子衍宗丸」是為了保水。如果圖方便，可以直接吃「七味都氣丸」[7]，因為它的方義就是「六味地黃丸」加「五子衍宗丸」。

當歸六黃湯

夜間出汗和白天出汗的性質不同。夜間出汗多由陰虛引起，而白天出汗則常見於氣虛。但有些人同時存在這兩種情況，即白天和夜間都會出汗。曾有一位女性患者在生完孩子後，夜裡腳心熱得睡不著，必須下床走動，把雙腳放在冰冷的地板上以緩解燥熱感，同時還伴隨出汗現象。這顯然是陰虛導致的盜汗。白天，她連喝一杯牛奶也能大汗淋漓，這顯然是氣虛引起的自汗。值得注意的是，她的舌象卻很紅。這樣的情況下，僅僅補氣止汗並不適宜，因為補氣藥可能會上火，讓舌頭更紅，內熱情況更加嚴重。

幸好，古代名醫李東垣在金元時期已經積累了寶貴的經驗。他創立了一個專門治療矛盾性出汗的方劑——「當歸六黃湯」。這個方劑以當歸配合生地黃、熟地黃、黃芩、黃柏、黃連，而黃耆是其他藥物用量的一倍，前面的六味藥都是滋陰瀉火的，其中生地黃、熟地黃和黃柏入腎經，專門針對腎陰虛所引起的內熱問題。在此基礎上，黃耆用來固表止

7 編註：七味都氣丸所含藥材有地黃、山茱萸、山藥、茯苓、牡丹皮、澤瀉和五味子。功效為滋腎納氣。

汗，針對的就是既有內熱虛火，同時又有氣虛，導致白天晚上都出汗的狀況。這個方劑能有效改善流汗問題，使患者能夠在夜間安靜入睡。

更年期盜汗用坤寶丸

還有一種盜汗是更年期女性常見的症狀。隨著月經的停止，更年期女性可能會出現潮熱、盜汗和失眠，這些症狀通常與體內陰陽失衡有關。對於這種情況，有一個專門的處方——「坤寶丸」，該方劑含有多種入腎經的補腎藥物，能夠針對腎虛所引起的盜汗、潮熱和失眠進行綜合治療。

有人可能會問，如果男性也有盜汗問題，可以吃「坤寶丸」嗎？其實，無論是「坤寶丸」，還是「烏雞白鳳丸」[8]、「加味逍遙丸（散）」，這些人們印象中的「女性用藥」，男性一樣是可以吃的。例如「烏雞白鳳丸」，目前常用於治療男性的慢性前列腺炎。因為慢性炎症會殃及腎而致虛，「烏雞白鳳丸」是從腎的層面進行氣血的補充。至於「坤寶丸」，男性使用的情況確實較少，不是因為吃了它之後會變娘娘腔，而是因為男性的盜汗通常不伴隨潮熱和失眠。對於男性而言，「七味都氣丸」或「當歸六黃湯」更為適合，這些方劑實際上可以視為男性版本的「坤寶丸」。

---

8 編註：坤寶丸、烏雞白鳳丸是大陸中成藥，非台灣地區中成藥。

如果沒嚴重到需要吃藥止盜汗，可以使用五味子和枸杞子各10克，加桑葉10克，代替茶飲。五味子和枸杞子均有補腎的作用，有助於身體保水。根據中醫理論，「酸甘化陰」，酸味的五味子與甘味的枸杞搭配，可以化生陰液。這些藥材皆入腎經，所以可直接補腎陰；腎陰不虧了，陰陽平衡了，虛火問題也會隨之改善。桑葉的止汗效果也非常好，不論出汗的原因是什麼，加上桑葉，對於止汗都有加分效果。

9

總是上火，可能是因為你「腎虛」了

「腎虛」是早衰的表徵，可能是全身性的，也可能是局部的，無論是早衰還是腎虛，都可以看作是身體長期超負荷運作的結果。但是，有一種使用過度是人們意識不到的，或者很難和腎虛聯想在一起，這就是「上火」。

所謂上火，簡單來說，就是生命之燭燒得太旺，導致能量快速消耗，是一種過度使用。對於許多現代人來說，習慣「一天當兩天、甚至三天用」，這樣的過度耗損情況已屢見不鮮。之前我曾寫過一本書，名為《不上火的生活》，這本書已多次再版，銷量一直很好，原因在於大多數人覺得自己有上火的困擾。為什麼會這樣呢？

首先，我們要了解人為什麼會上火。

上火是指人體的功能過度活躍，導致身體的能量與水分過度消耗，尤其是體內的水分更容易受到影響。因此，經常上火的人通常體型偏瘦，而且是那種消瘦且皮膚乾燥的狀態。這在中醫看來就是「陰虛」，即體內的陰液（如水分）不足，被過度消耗。陰虛的人更容易出現早衰，因為陰虛代表著身體的物質基礎與結構遭到耗損。

人的生命可以比喻成一根燃燒的蠟燭，陰虛就像蠟燭的本體物質基礎不多，變得短而細；而陽虛則像火苗不夠旺盛。相較之下，陽虛的治療較為簡單，只需透過補充熱性藥物來增強火力即可。但如果是蠟燭本體不足，問題就比較複雜，因為補充蠟燭的材料需要較長的時間。因此，陰虛的治療通常較為棘手，並非短時間內可以恢復。

陰虛是什麼樣子呢？一般來說，有「陽虛者胖，陰虛者瘦」的說法。陰虛的人體內水分減少，所以怕熱不怕冷，手心和腳心也容易發熱，甚至在冬天睡覺時，也不願意將腳蓋在被子裡。此外，陰虛的人容易出現口乾舌燥的情況，並且還容易上火。

我曾遇到一個極端的案例：一位30歲的女性，不僅不能吃煎炒食物，甚至只要走在街上經過燒烤攤，聞到燒烤的氣味，回家後就會出現喉嚨痛的症狀。

中醫講「氣有餘便是火」，這裡的「氣」指的是身體的功能。當遇到突發狀況需要應急時，身體會調動儲備的能量，導致氣的過度運作，從而引發上火的問題。通常來說，這種情況的上火是暫時的，畢竟是為了應急，是偶爾發生而非常態。然而，現代人上火的情況極為普遍，難道我們每天都處於應急狀態嗎？

是的，只是這種應急狀態不是由外在因素引發，而是內在的——我們在強迫自己不斷處於應急狀態。

究竟是什麼在驅使我們感到焦慮和壓力？答案正是我們的慾望。

在《不上火的生活》這本書中，我曾提出過一個公式：「上火＝慾望－實力」。

當你的慾望和你的實力相差越大，出現上火的情況就越嚴重。舉例來說，如果主管要求你在明天提交兩個設計方案，但所需的材料要到下週才能準備齊全，然而如果明天不提交方案，你可能會挨罵，甚至失去工作，這就會讓你感到焦慮與緊張，進而引發上火症狀，如口乾舌燥或心煩意亂。

這這種情況看似偶然，事實上，在現代高度競爭的社會裡，我們每天都被各種壓力推動向前，或受到慾望的誘惑。隨著社會越來越發達，我們的見識漸增，慾望也隨之增強。然而，個人的能力並非一朝一夕就能提升，這就導致了慾望與能力之間的差距越來越大，上火的情況也愈加普遍。

當壓力引發的上火成為常態時，傷及陰氣便難以避免，長此以往，腎陰也會受到影響。火苗過於旺盛，蠟燭燒得太快，終將耗盡。之前提到的那位連聞到燒烤味道都會上火的患者，正是因為她體內的水分已經嚴重不足，達到一點火就著的地步，可見她的陰虛相當嚴重。

她的上火可能並非由壓力引起，而是由於貪食辛辣油膩食物，導致胃火過盛，先傷及胃陰，最終累及腎陰（糖尿病就是這種走向）。無論上火的原因是什麼，當病情發展到最嚴重的階段，最終都會耗竭身體，導致腎虛。每個人的表現形式可能不同，有些人會出現胃火過盛，有些人則會失眠、焦慮，這些都屬於「虛性亢奮」，是身心過度透支的結果。遇到這種情況，既要補足虛損，更要去火，甚至要借助藥物來遏制慾望，減少身體的過度使用。

這這位聞到燒烤味就上火的患者，最終透過滋補腎陰的方式，成功清熱降火。她使用的中藥包括天門冬、生地黃等滋陰藥材。補腎陰的過程可以比作讓蠟燭變得更粗、更長，短期目的是清熱去火，長遠來看則是為了延緩衰老。因為一旦蠟燭完全燃盡，生命也將走向終結。正所謂「蠟炬成灰淚始乾」，及時補足蠟燭本體，其實就是在抗衰老，遠離死亡。因此，中醫經典《黃帝內經》才有「奉陰者壽」的說法，意即只有將人體的陰氣滋養、保護好，才能長壽。換言之，預防早衰的根本方法便是滋陰養生。

想要「奉陰」，補陰只是針對結果的因應之道，其實最重要的還是要去除病因，減少人體陰液的消耗，而這個根本就在於控制和降低慾望。

有報導指出，韓國人將中藥「牛黃清心丸」作為保健品服用，許多人感到困惑，因為「牛黃清心丸」主要是用來清心火，而非補品，怎麼能當作保健品服用？難道韓國人吃錯了？

事實並非如此。若「牛黃清心丸」無效，它不可能在當地流行。其背後的原因應該是它確實有效地解決了許多人心火過旺的問題。那麼，什麼是心火？心火其實就是我們的慾望，它正是那個上火公式中的主要誘因。

牛黃清心丸（出自《痘疹心法》）

組成：黃連生、黃芩、山梔仁、鬱金、辰砂、牛黃

功效：清熱解毒，開竅安神

我有一位朋友常年失眠，新冠疫情期間被隔離，更是百無聊賴。她突然產生了強烈的食慾，非得吃蒜腸[9]不可，不吃就渾身難受，因此戴著口罩下樓去買，迫不及待地在路上吃完了，吃完就心滿意足了。這是否意味著她的身體真的渴望蒜腸，或是所謂的「胃喜補益」呢？

並不是，這種情況更多的是心理需求和慾望所致，導致焦慮。在中醫觀點中，這種情況可以歸因於心火過旺。這種人如果不去除這種心火，將很可能把自己吃成一個胖子。因

9 編註：蒜腸，由選好的豬瘦肉和少量肥膘肉經醃製、制餡、灌腸、乾燥，蒸煮而成。成品腸衣為豬腸衣，顏色為暗白色，因為再打餡過程中加入蒜沫，所以蒜香味濃。

此，他們的減肥藥不是瀉藥，而是「牛黃清心丸」。因為「牛黃清心丸」主要作用於神經系統，透過抑制食慾來達到減肥效果。

前面提過的「知柏地黃丸」，其主要特色在於添加了入腎經的苦寒藥材知母和黃柏，與「牛黃清心丸」的屬性相似，均為苦寒之品。然而，兩者的作用不同。「牛黃清心丸」主要抑制的是過度旺盛的食慾，而知母、黃柏抑制的是病態的性慾。雖然這些藥物都不是傳統意義上的補藥，但它們都具有預防早衰的效果。因為當慾望降低，身體的消耗也會相應減少，虧空少了，這時再進行補腎陰，就能夠達到補充盈餘的效果。

從這個角度來看，韓國人將「牛黃清心丸」視為保養品是有其道理的。儘管它不是補藥，但透過「止損」，它以另一種方式保障腎陰的健康，實現了抗衰老的效果。

10
怎麼辨認你的火是實火還是虛火

「上火」是一種非常常見的現象，容易自行診斷，也常常自行用藥。然而，許多人使用的去火藥物卻常常服用錯誤，甚至吃出了問題。

多年前，我的老師曾收治一位肝腹水的病人，是位40歲女性，莫名奇妙的腹部異常膨脹。經過檢查，確診為腹水，並且是由肝病引起的。然而，她從未患過肝病，為何會突然出現腹水呢？

多家醫院的醫生均未能找出原因，直到我的老師那裡。老師要求她詳細回憶近年來的生活習慣和飲食情況，並將其記錄下來。結果發現，她竟然長期服用「牛黃解毒丸」來治療便祕，而且已經服用三年了！這個病例後來還被媒體報導，標題為「牛黃解毒讓人中毒？」

其實，這個「牛黃解毒」無辜背了黑鍋，這並不是藥物的錯，錯在於她使用了錯誤的去火方式。大多數去火藥物性質寒涼，長期吃都容易出問題。之前提過那個渾身大汗怎麼都止不住的女孩，就是因為服用了長達一年的清熱解毒藥，這類藥物性質與「牛黃解毒丸」相似。犯這樣的錯誤主要是因為未能正確辨別患者的實火與虛火。若患者為實火，可用去火藥；但若為虛火，則應進行補陰治療，即使需要去火，也應在補陰的基礎上進行。

如何辨認虛火與實火呢？

歷史上有一個記載於《史記》的著名故事——李廣射虎。故事內容為：「廣出獵，見草中石，以為虎而射之，中石沒鏃，視之，石也。因復更射之，終不能復入石矣。」

其大意是：李廣出獵時，誤以為草叢中的一塊石頭是老虎，一時之間生命受到威脅讓他嚇壞了，馬上拉弓射箭；還好，一箭射中老虎，就此躲過一劫。翌日，李廣再次來到現場，一看才發現，原來那根本不是老虎，只是一顆像老虎的石頭。因為當時因驚恐而用力過猛，竟將石頭射穿了！這個時候，李廣再次拉弓射箭，試圖射入石中，但箭矢無法再次射進石頭。這顯示出李廣在緊急情況下能發揮出超常的能力，這種情況是因為急迫而產生的「上火」，激發了身體的潛能。

這種超出平常能力的潛能，就是所謂的「上火」。當身體的能量超出常態，無處施展時，會以「火」的形式表現出來。像是熱、腫、痛、煩、燥等，這些都屬於熱性症狀，類似於被火燙到的感覺，這就是實火。由於實火通常是應急而產生，因此病程相對較短，為急性短期的，這也是實火的一個特點。

此外，實火通常有明顯的誘因。例如，當飲食過於辛辣或油膩，超出消化系統的承受範圍時，就會產生胃火。胃火的典型表現包括口臭、大便乾燥、牙齦紅腫，患者通常在一週內有過食用重口味食物的經歷。對付胃火，可以使用「黃連清胃丸」或「黃連上清丸」[10]，這類藥物可有效緩解胃火，通常需要排便幾次後，胃火便會得到緩解。

黃連上清丸（出自《中國醫學大辭典》）[依台灣衛福部中醫藥司之「基準方劑」]

組成：黃連、黃芩、黃柏、山梔子、菊花、當歸尾、桔梗、葛根、薄荷、玄參、栝樓根、川芎、薑黃、連翹、大黃

功效：疏風、清熱、解毒

再比如，如果穿著過厚、溫度過高或天氣過於乾燥，超出了呼吸系統的調節範圍，則可能產生肺火。肺火的典型表

10 編註：黃連清胃丸為大陸中成藥，非台灣地區中成藥。

現包括喉嚨痛、口乾舌燥和大便乾燥。

感冒發燒時，如果伴隨喉嚨痛，通常是風熱感冒，多半和肺火有關。此時可以使用「黃連上清丸」，其中的「上」指的是上焦，包括胃和肺部。腹瀉也是清肺火的一種有效方法。

胃火和肺火是常見的上火類型。在不嚴重的情況下，甚至可以透過飲食來緩解，無需使用藥物。方法很簡單：將梨和芹菜榨成汁，連同渣一起食用。梨和芹菜皆可入肺經和胃經，且含有豐富的纖維素，有良好的通便效果。由於肺與大腸互為表裡，大便通暢就是使肺火胃火釜底抽薪的好方法。

如果因為被人激怒而情緒暴躁，超出了自身能夠應對的範圍，就可能出現肝火。肝火的典型表現包括口苦、大便乾燥以及太陽穴脹痛。在這種情況下，可以服用「龍膽瀉肝丸（或龍膽瀉肝湯）」幾天。當大便通暢且口苦的症狀改善後，應該停藥。

龍膽瀉肝湯（出自《醫宗金鑒》）

組成：龍膽草、梔子、黃芩、柴胡、生地黃、澤瀉、當歸、車前子、木通、甘草

功效：瀉肝膽實火，清下焦濕熱

如果不想吃藥，苦丁茶是一種很好的清肝火茶飲。苦丁

茶味苦，每次使用3克即可，建議搭配10克的菊花一起沖泡，連續飲用幾天。如果口苦的情況有所改善，就可以停用。

如果遭逢了無法解決的難題，超出心理承受範圍時，例如在國外出差時，急著回台卻遇到機票售完、候補又遇上天候不佳導致航班停飛，這種情況可能會引發心火。心火的典型表現包括心煩、失眠、舌尖長泡或口瘡以及小便顏色特別黃。對於輕度的心火，可以使用「導赤散」來改善；若情況較為嚴重、感到心力交瘁，則可以服用幾天「牛黃清心丸」。

導赤散（出自《小兒藥證直訣》）

組成：生地黃、木通、竹葉、甘草梢

功效：清熱利尿

除了吃藥，還可以用竹葉和麥冬各10克，蓮子心3克，一起泡茶，這三個藥都是清心火的；當小便不再那麼黃了，就意味著心火減輕了。

胃、肺、心、肝上的火，大多是實火，然而，當涉及到腎時，就沒有實火了。正如古語所說「腎無實證」，與腎相關的病症通常為虛證，即使上火也屬虛火，是因為腎陰虛導致的虛火。那些聞到燒烤就感到上火、失眠卻眼睛炯炯有神的人，腎虛才是他們上火的真正原因。

上火，從陰陽平衡的角度來看，就是「陽」多於「陰」，火多於水。實火是陽「絕對」多於陰，所以可以透過服用去火藥去火；如果是虛火則是陽「相對」多於陰，這裡要特別強調「相對」與「絕對」的差異。所以，去虛火必須在補陰的基礎上進行，且補陰比去火更為重要。因此，常用的藥物包括地黃丸系列，或補腎的阿膠、肉桂，再搭配去火的黃連。這些內容已在其他章節中詳述明。

五臟六腑的火失衡表現症狀

心火	實火：反覆口腔潰瘍、口乾、小便短赤、心煩易怒等。 虛火：低熱、盜汗、心煩、口乾等。
肺火	實火：咳劇痰少，咳聲有力，或咯痰稠黃，痰中帶血，舌紅苔黃，脈滑數等。 虛火：久咳陰虛，咳聲無力，伴有潮熱，盜汗，脈細數等。
胃火	實火：上腹不適、口乾、口苦、大便乾硬等。 虛火：輕微咳嗽、胃口不好、便祕、腹脹、舌紅、少舌苔等。
肝火	實火：目赤腫痛，眼睛紅、腫、疼，如肝火特別旺盛，甚至會突然視力下降或失明等。 虛火：眼睛發乾、發澀，甚至會覺得裡面像有沙子似的，下午或晚上症狀會加重等。
腎火	以虛火較為常見，主要表現為頭暈目眩、耳鳴耳聾、髮脫齒搖、睡眠不安、五心煩熱、形體消瘦、腰腿痠痛等。

11

一邊怕冷一邊上火，該進補還是該去火？

上熱下寒是怎麼產生的

前面所說的「上火」，是狹義的上火，是偶爾發作的喉嚨痛、口腔潰瘍、牙齦紅腫。有些人除了這些上火的表現，還有渾身怕冷，特別是腰腿以下，雙腳終年都是涼的。

曾經有位電視節目主持人，本身已經很瘦，但為了上鏡好看，她不敢多吃，因此她的雙腳即便在夏天也是冰冷的。她特意買了一種會變色的指甲油，當雙腳變暖時，指甲油的顏色會變紅，然而自從她使用這款指甲油以來，指甲顏色從未變紅過，可見其下肢寒涼之嚴重。偏偏這類人很容易眼睛紅腫，並經常伴隨口苦，一方面表現出上火的症狀，另一方面卻又呈現虛寒狀態。那麼，到底是應該清熱還是散寒呢？

這種矛盾的情況，在中醫中稱為「上熱下寒」或「上盛下虛」，其問題根源在於體內的水無法上升到身體的上部，導致上半身，尤其是頭面部，總覺得有上火的情形。水無法上升的原因，是因為下半身過於寒冷，缺乏火力來蒸騰水氣，因此出現了這種矛盾的現象。

泡腳的妙處

有些研究發現，這種狀況可能源於現代人缺乏接觸「地氣」，導致身體靜電過多，進而引發細胞功能紊亂。

當天氣特別乾燥時，我們的手指在接觸他人或金屬物體時容易發生靜電放電。這是因為動作產生的摩擦使靜電蓄積太多，而我們的身體缺乏能將靜電引導至地面的「地線」，靜電過度累積會干擾身體的正常機能，這其中就包括「上熱下寒」的表現。

談到「地線」，其實我們十二經絡中是有的，雙腳底部有一個穴位叫「湧泉穴」，它是腎經的起源之處。中醫所說的「腎」是身體這棵大樹的樹根，而腎陰則是身體陰液的源泉。因此，這個穴位被稱為「湧泉」，代表腎水的「泉眼」。

如果患者平時因受涼導致身體火力不足，或長期缺乏接觸地氣，進而影響從「湧泉」穴起始的水液蒸發到身體上部，導致水液滯留於下半身。水屬陰，陰氣過多則陽氣相對減弱，因此這類患者通常特別畏寒，尤其腰部以下怕冷明顯，因為這些部位的陽氣過於虛弱，這就是所謂的「下寒」。

水液無法上承，導致身體上半部缺水，從而顯得火就多了，所以上半身就會火大，這就是「上熱」。

「上熱下寒」看似矛盾，其實根源在於下半身過於寒冷。因此，對這類患者的治療，絕對不能單純去火，這樣只會加重虛寒，而應振奮腎陽。唯有火力充足，才能促使水液上承，達到陰陽平衡。

治療「上熱下寒」最簡單的方法就是讓雙腳保暖，而最方便的方式莫過於泡腳。

現代人對泡腳十分推崇，幾乎認為泡腳能治百病。事實上，泡腳的主要價值在於「引火下行」，也就是讓腎水不再寒冷，從而促進水液循環，上達頭面部，達到水火相濟的效果。

用掌心搓湧泉穴

還有一種比泡腳效果更佳的方法，就是用溫熱的掌心搓揉湧泉穴。由於掌心是心包經的「勞宮穴」，這條經絡和這個穴位都是熱性的，搓揉湧泉穴能增強腎經的火力，促進心腎相交，等於在身體的能量運行中，形成一個迴路。

搓揉湧泉穴後，還可以貼敷吳茱萸，吳茱萸是一種熱性藥材，有助於鼓動腎經之水。許多人足底貼敷後，口腔潰瘍、喉嚨痛、眼睛紅腫、口乾等症狀都有所緩解，甚至早晨醒來時感覺口中甘甜，這正是腎水上濟、虛火熄滅的結果。

交泰丸

中醫有一個名方叫「交泰丸」，主要用於治療上熱下寒、上盛下虛所導致的失眠。這個方劑僅含有兩種藥材：黃連和肉桂，其中黃連的用量為肉桂的六倍。用黃連是清上焦熱的，而肉桂就是鼓動下焦的水，類似於湧泉穴的按摩和貼敷效果，目的是促使體內的水分運行，從而達到陰陽平衡。

如果患者常見口腔潰瘍、慢性咽炎、口乾口苦等症狀，可以使用麥冬10克或百合10克，搭配肉桂3克。麥冬入肺經，對於慢性咽炎尤其有效，而肉桂則可增強麥冬的效果。

曾經有位女歌手，她的慢性咽喉炎非常嚴重，幾乎影響到唱歌。為了治療咽喉炎，她常年服用膨大海和青果（橄欖）泡水，但效果不佳，她也沒有其他有效的方法，只能這麼將就著。

後來，她找到我一位中醫科主任的同學，經診斷發現這位歌手非常怕冷，不論春夏秋冬，一下舞台就得馬上披上大衣，這正是典型的「上熱下寒」，下寒才是癥結所在。

我的同學建議她在藥茶中加入肉桂，10克麥冬配3克肉桂，僅僅是這麼一味肉桂，咽喉炎便顯著改善，後來索性連麥冬都不加了，只喝肉桂茶，慢性咽喉炎就這麼控制住了，可見根本問題在於下寒。

同理，如果出現口乾口苦的情況，可以用百合配肉桂，百合入胃經，這些藥材遵循的是「交泰丸」的方義，這才是解決「上熱下寒」問題的有效方法。

12
「虛不受補」的人更需要補

經常有人說自己「虛不受補」，雖然體質很虛，但一補就會出現問題，比如上火，無法接受補益之法或補益之品。的確，這種情況是存在的，但是否就真的完全不能補呢？

絕對不是，因為「虛不受補」的人，往往虛弱更嚴重，他們連接受補藥的能力都沒有，所以更需要補，只不過這個補就得更有技巧。所謂「虛不受補」其實是對醫生的提醒，而對病人來說，只要是虛弱就應該補，而且必須補。

「虛不受補」的兩種情況

「虛不受補」有幾種情況，最常見的是脾胃有濕氣，身體裡有穢濁，代謝廢物過多，因此舌苔很膩。這時候如果進補，特別是用補腎陰的藥物，例如熟地黃、阿膠等，容易導致「滋膩礙胃」，就是吸收消化不良，舌苔可能會更厚，胃口也會變差。對付這種「虛不受補」其實很簡單，「香砂」系列的方劑能夠幫助患者化濕開路。

吃了飯後感覺飽脹的人適合使用「香砂養胃丸」；大便不成形，會黏在馬桶上的人適合「香砂枳朮丸」；舌苔膩而且全身無力的人適合「香砂六君子丸」；舌苔膩且胃口不好的人適合「香砂平胃丸」。這些「香砂」系列的處方，是補腎陰藥物的「開路藥」，甚至可以說是「伴侶藥」，在進補之前或進補時一起使用，可以預防發生「虛不受補」的情況。

香砂枳朮丸（出自《景岳全書》）

組成：砂仁、木香、枳實、白朮

功效：健脾行氣，消食除痞

香砂平胃散（出自《醫宗金鑒》）

組成：蒼朮、陳皮、厚朴、甘草、縮砂、香附、山楂、神麴、麥芽、枳殼、白芍

功效：燥濕健脾，行氣寬中，消食化滯，和胃止痛

還有一種「虛不受補」的人，是身體非常瘦弱、免疫力特別差，稍微一點風吹草動就會受到影響。由於這些人消化能力特別差，且有陰虛現象，要麼是根本消化不了補藥，要

麼是稍微補點熱藥就會上火，這種情況就是比較棘手的「虛不受補」了。

這種情形，張仲景早在《金匱要略》中就已經提到，他把這種情形稱為「虛勞諸不足」。

中國古人少有肥胖，無論是飲食因素還是勞作因素，在遵守中醫養生原則的情況下，肥胖是很少見的。因此，歷史上的中醫方劑中較少有專門減肥的方劑。如果有，也是後人根據肥胖的發病因素，將名方活用成為現在的減肥方。

尊榮人與虛勞人

古人將這些肥胖的人稱為「尊榮人」，其具體形象是「骨弱肌膚盛」，即骨骼細小而肉多，大多是坐享其成、好逸惡勞的富貴人。

與之相對應的是「虛勞人」。這類人體型乾瘦，體質虛弱，常感到各種痠軟無力，動不動就傷風感冒。他們有一個關鍵病徵——消化功能特別差，即所謂的「飲食短少」。什麼都不敢吃，稍微吃多一點就難受，這就導致他們更加虛弱，更容易合併其他問題。張仲景專門為這類人開出了一個方子——「薯蕷丸」。

「薯蕷丸」使用的藥物種類比較多，其中排在最前面的三味藥依序是山藥、甘草和大棗，這三味藥奠定了這個方劑的主攻方向。其中，薯蕷（即山藥）用量最多，其次是甘草和大棗。這三味藥的主要作用是濡養脾胃之陰，因為這類人的脾胃已經乾枯，缺乏津液滋養，怎麼可能還有消化食物的功能？所以得先用這三味藥滋養脾胃，讓身體具備接受補藥的能力。

隨其後的是生地黃、白芍、阿膠、麥門冬、人參，這些也是滋養陰液，鼓動陰液的。這類人全身上下都是乾枯瘦弱的，更容易受到風邪侵襲。因此，此方又配上了針對風邪的防風、柴胡、桔梗、桂枝、豆黃卷和川芎，用來升提而散解風邪。這裡的「風」包括外感的風寒、風熱，甚至風濕，也包括因陰虛而自生的風，例如身體因缺水而導致的乾燥搔癢等皮膚問題。「薯蕷丸」透過滋陰補氣的方式來祛除外邪。其中，滋陰是全方的基礎，且是滋腎陰，所以才重用山藥，並以山藥（薯蕷）作為方名。

山藥入脾腎二經，是植物的根，需要深紮在土壤中，才能充分吸收養分。山藥的種植也有講究，一般只能連續種植一兩年，之後需休耕多年才能再種，因為山藥對土壤養分的掠奪非常厲害，若不經休養，土地會變得過於貧瘠，無法再長出優質的山藥。

古代醫家就是因為知道山藥的補腎功力，所以，在補腎經典「六味地黃丸」中，山藥與補腎重劑熟地黃、山茱萸使用的。「薯蕷丸」重在改善脾胃虛極的狀態，所以才不侷限於茯苓、白朮這類只入脾經的健脾藥，而一定要重用山藥，為的是從補腎的深度上健脾，先改善這個人對營養的承受能力，再補充營養，所以「薯蕷丸」是「虛不受補」人的專用補方。

適合吃「薯蕷丸」的人，其典型表現是什麼也吃不下，什麼也不消化，怎麼吃也不胖，在瘦弱的同時還非常虛弱，需要進補，必須借助能深度改善運化狀態的藥物來重建脾胃，將「不能受補」的狀況改善為「受補」。

想增肥？可以吃參苓白朮丸

怎麼吃都不胖的人，比不怎麼吃卻也胖的人還要痛苦。因為減肥的方法有很多，而增重的方法卻寥寥無幾。遇到這種為瘦發愁的人，我曾經推薦他們使用「參苓白朮丸（散）」。這是一個健脾方劑，可以透過健脾來增加吸收功能，使體型變得豐腴一些。

和「參苓白朮丸」相比，「薯蕷丸」更能補到根基，針對的是除了瘦而且偏乾，身體缺乏水分，一點都不滋潤的人。因為「參苓白朮丸」中都是入脾經的藥物，沒有入腎經的，而「薯蕷丸」則以山藥為主，奠定了補腎的基礎。山藥能夠健脾補腎，並在補氣的同時滋陰，因此其補益效果與滋養價值都較「參苓白朮丸」更為顯著。特別是那種乾瘦得已經傷陰，身體外觀顯得缺乏水分的人，「薯蕷丸」才是對證的方劑。

常吃山藥，相當於服用薯蕷丸

遺憾的是，當前市面上並無對應的中成藥。網路上以「薯蕷丸」為名的產品，大多與原方大相徑庭，甚至曲解了張仲景立方的原意。其實，能代替「薯蕷丸」作為日常補益的便是山藥，尤其是產自河南焦作的懷山藥。

《神農本草經》記載，山藥以河南懷慶出產者為最佳。焦作古稱懷慶府，北依太行山，南臨黃河，自然條件得天獨厚。山藥、地黃、菊花、牛膝並稱「四大懷藥」。正宗的懷山藥顏色呈褐紅相間，質地堅實、粉質豐富，外形酷似鐵棍，因此也被稱為「鐵棍山藥」。這種山藥的質地非常緊緻，而一般的山藥則含水量較高。懷山藥正因其緊緻的質地，能夠在堅硬的土壤中順利生長。這種質地的緊密性，也是營養高度濃縮的結果。

幾年前，我到浙江麗水的一家銀行授課，一位高階主管有嚴重的黃褐斑，斑點發黑且十分明顯，雙頰布滿了斑點，看上去就是個黑臉蛋兒。她就是典型的乾瘦，而且什麼也吃不進去，稍微吃一點就覺得腹脹不適。健脾藥對她效果不佳，因為她不僅有脾虛，甚至已經發展到腎陰虛了。

她因長期生病，對自己的病情頗為了解，知道只要服用一段時間的六味地黃丸，斑點就會有所減淡。但由於這畢竟是藥物，她不願意長期服藥，於是改以山藥代替。只要工作不忙，能回家吃飯，每天蒸一段山藥食用。一段時間後，斑點變淡，氣色也變得更加滋潤。這正好符合張仲景所描述的「薯蕷丸」功效：「補諸不足，滋諸枯搞。」

她顯然不知道「薯蕷丸」這個方劑，但無意中成功利用了山藥這個「廚房版」的薯蕷丸。如果你屬於虛勞諸不足的體質，不妨經常以山藥代餐或加餐。山藥不僅是補腎的良方，還是「藥食同源」的食材，其性質平和，沒有上火或寒涼的問題。

13

牙齦腫痛，因為你的「樹根」動搖了

牙齦紅腫疼痛，通常被認為是上火的表現，這是常見的生活經驗。確實，當食用過多辛辣、油炸食物後，次日可能會出現牙齦紅腫和大便乾燥的情況，這通常是胃火上炎的表現。最直接的改善方法是服用如「黃連清胃丸」或「黃連上清丸」等含有大黃的方劑，這類處方既能通利大便，又能緩解牙齦紅腫，因為胃火可透過排便來清除。

牙齦腫痛也是一種虛

但有些人經常出現牙齒問題，甚至牙齒鬆動，咬東西時感到無力。如果這類問題頻繁發生，就不能僅僅歸因於上火，問題很可能源自於「虛」。中醫認為「久病無實」、「久病必虛」，只要是慢性且反覆發作的病症，通常很少是實證，也不太可能是上火，這類病症通常伴隨虛損。

那麼，這類牙齦腫痛、牙齒鬆動的患者，虛在哪裡呢？問題多屬於陰虛，較輕的情況是胃陰虛，較嚴重則是腎陰虛，因為牙齒的健康由腎所主導。

由於胃經經過牙齦，所以胃部問題必然會影響牙齒。胃陰虛的常見表現是胃火太盛，例如糖尿病初期患者特別能吃能喝，這既是胃火過盛的原因，也是其表現，正所謂「消穀善饑」。過旺的胃火會灼傷陰液，進而導致胃陰虛。

若血糖無法得到有效控制，胃陰虛就會發展成腎陰虛，因為中醫認為「久病及腎」。此時，陰虛情況最為嚴重，牙齒問題會更加明顯。中醫理論中，腎主骨，牙齒屬於廣義的骨，故有「齒為骨之餘」之說。當牙齒出現痠軟無力的情況時，往往意味著腎虛。此外，這時候牙齦紅腫不明顯，主要表現為痠軟無力，咬東西時無力，甚至牙齒鬆動，這些均為腎虛的典型症狀。

張景岳與玉女煎

針對這種情況，中醫有一個名方叫「玉女煎」，這是明代名醫張景岳的方子，由石膏、熟地黃、知母、麥門冬和牛膝組成。其中，石膏和知母主要用來清胃火，針對的是局部炎症；熟地黃和牛膝則用來補腎陰，透過補陰來抑制胃火的熾盛，防止進一步耗傷陰液。將這兩組藥配合使用，牙齒過早鬆動、咬東西無力的問題便能有所緩解。

這個方子給我們的最大啟示是，不要一遇到牙痛就急於清火，單純清火是無效的，甚至可能損傷陽氣，加重腎虛的情況。因為單純清火就像消炎治療，只適合用於急性且偶發的牙齦紅腫。無論是中藥的清火藥還是西藥的消炎藥，都不能長期服用。對於長期的牙齒問題，必須找到虛損的根源來治療。

我曾遇過一位孕婦，懷孕後牙齒出現問題。由於孕期不能服用抗生素，也無法進行牙齒治療，因此我給她開了生石膏30克，連翹、藿香各10克。生石膏先煎30分鐘，然後再加入其他兩味藥，一同煎煮20分鐘。等藥湯放涼後，頻繁用來漱口，她的牙齒問題就是靠這個藥湯給控制住了，且沒再加重。

這個藥湯取自「玉女煎」中清胃火的部分，因為她的情況是急性且偶發的，屬於中醫所說的「上火」，也就是西醫所稱的發炎。對於這類情況，單純清胃火就已經足夠了。

提升免疫力才是關鍵

若症狀頻繁發作，且以痠軟為主而非紅腫，其肇因則為免疫力低下，細菌才會在口腔中作亂。因為口腔是人體內細菌和病毒最多的部位，可以說是最容易受感染的地方。一旦免疫力降低，口腔首先會出現問題。單靠清熱消炎只能殺菌，效果有限，必須提升免疫力才能根本對抗病菌。熟地黃和牛膝的功效正是在於此。

口腔潰瘍比牙齦紅腫更常見，若因食用辛辣、油炸或燒烤類食物而引起口腔潰瘍，且伴隨大便乾結，可以使用「黃連清胃」這類清火方劑來解決。然而，真正令人困擾的是長期慢性反覆發作的口腔潰瘍。這類患者即使沒吃什麼上火的食物，仍會頻繁潰瘍，且反覆發作。針對這種情況，我通常會使用兩個處方：一是「補中益氣丸（湯）」，另一是「六味地黃丸」，因為他們的潰瘍是由虛導致免疫力下降所引起的。

補中益氣湯（出自《脾胃論》）

組成：黃耆、甘草、人參、當歸身、陳皮、升麻、柴胡、白朮

功效：益氣升陽舉陷，調補脾胃

如果慢性口腔潰瘍的同時，還特別容易疲勞，舌頭是胖大有齒痕的，適合用「補中益氣丸（湯）」；如果潰瘍伴隨著腰腿痠軟、病患身體偏瘦，舌頭也偏瘦，這就是腎虛導致的免疫力不足，就要用「六味地黃丸」，這跟用「玉女煎」

治牙齦腫痛是同一個原理，都是透過補的方式來去除虛火，達到消除慢性炎症的目的。

需要注意的是：這兩個方劑吃的時候不要用水送服，而是應將藥丸含在嘴裡，盡量貼近潰瘍創面，直到藥丸慢慢融化。融化後應靜置十幾分鐘再喝水。這樣做一方面可以直接在潰瘍局部用藥，另一方面，這些藥物可透過口腔黏膜吸收。例如心絞痛時使用的硝化甘油片，便是透過黏膜吸收。對於慢性牙齦問題和口腔潰瘍，尤其是年長且患有糖尿病的患者，應在清熱的同時兼顧補腎陰。可以在服用六味地黃丸等補腎藥物的同時，配合用石膏和連翹煎的藥湯漱口，每隔一個多小時漱口一次，並可飲用3至5口藥湯，如此，效果上相當於「玉女煎」。

14
有一種便祕是腎虛

想靠通便來減肥？癡人說夢

便祕是一個常見的問題。隨著「排毒」概念的流行，人們常認為只要大便不通，毒素就無法排出，食物殘留在腸道中會導致體重增加和皮膚變差。因此，許多人會想盡各種辦法來通便。

的確，大便是一種排毒途徑，但並不是唯一的。小便和汗液的排出頻率往往比大便更為及時，也是一種有效的排毒方式。

期望僅透過通便來減肥，實際上只是一種妄想。因為透過腹瀉而減少的體重基本上都是水分，排便後只要喝一杯水，體重就回來了。儘管如此，若大便能夠通暢，身體和心理上的感覺會更加輕鬆和舒適。此外，專家已指出，根據現代人的飲食習慣，每天排便一次不如每兩天三次更為理想，這也符合中醫所說的「六腑以通為用」。大腸是六腑之一，只有當它通暢時，才能維持身體的健康。

不是所有便祕都需要去火

但是，絕對不是只要大便不通就表示是有了火，必須用去火藥物通便。相反的，長期使用去火藥物可能會使腸道變得懶散，依賴瀉藥來促進排便。因此，像大黃這類去火通便藥，剛開始使用時，大便會特別順暢，但使用一段時間後可能需要增加劑量，否則效果會下降，這是因為腸道對這類刺激性通便藥產生了依賴性。

更重要的是，很多人的便祕，尤其是上了年紀、身體虛弱的人，或者長期便祕者，絕對不是上火引起的。中醫認為「久病無實」，長期的病症多數為虛性，而非實性。這些人的便祕通常是由於腸道蠕動無力所造成的。嚴重的情況下，排便時可能會出現滿頭大汗，但排出的糞便並不硬，甚至還是不成形的。在這種情況下，需要使用補藥，甚至是補腎藥物。

補腎通便名方「濟川煎」

關於補腎通便，有兩個著名的方劑，其中之一是「濟川煎」，這在張景岳的《景岳全書》中有記載。

張景岳，人稱「張熟地」，因擅長使用補腎的熟地黃而聞名。明朝末年，有個地方鬧饑荒缺糧，人們錯把土茯苓當成茯苓來充饑。土茯苓是一種中藥，主要用於燥濕清熱，長期或過度使用可能會傷陰。這些百姓原本就遭遇疾患，再加上土茯苓的傷害顯得更加虛弱，正巧張景岳途經此地，立刻指導村民從地裡挖取生地黃，並將其炮製成熟地黃讓大家服用，既能充饑，又能補充土茯苓所傷的陰氣。由於拯救了無數百姓，因此被稱為「張熟地」。

「濟川煎」再次展現了張景岳駕馭補藥的功力。濟川煎的配方中，沒有一味瀉藥，而是當歸（9-15克）、牛膝（6克）、肉蓯蓉（6-9克）、澤瀉（4.5克）、升麻（1.5-3克）和枳殼（3克）。方中的肉蓯蓉、牛膝和澤瀉都入腎經，是這個方劑的主藥，目的是「濟川」，意思就是使腸道這條「河流」不至於乾枯。這並非僅僅為了行船（通糞便），而是藉由補腎來潤腸。當歸具有補血的作用，腎虛的時候，即身體這個樹根不穩，樹葉樹枝都會受累，因此腎虛的同時難免有血虛問題。當歸除了補血，還有潤腸的效果。至於升麻和枳殼的使用，是因為中醫理論中講「肺與大腸相表裡」，有些大便不通的人，可能是因為肺氣不宣導致腑氣不暢。

我曾遇到一位便秘的患者，她的通便藥非常有趣，不是「牛黃解毒丸」，也不是「三黃片」，而是我們感冒發燒時最常使用的解表藥。這是因為她的便秘是由肺氣不宣所致，當感冒時使用的清熱解表藥能宣通肺氣，與之相表裡的大腸腑氣也就通暢了。

「濟川煎」中使用升麻和枳殼，就是為了宣肺氣，這也可以比喻為「提壺揭蓋」。茶壺的蓋子上通常會有一個小孔，這樣水在倒出時能夠順暢流出。如果沒有這個小孔，就必須把壺蓋揭開才能倒水。宣肺通便的原理與這個過程非常類似。

當我遇到便祕的病人，尤其是長期習慣性的便祕，我一般會在「濟川煎」的基礎上調整成一個小方子：生白朮30克、當歸10克、肉蓯蓉10克、升麻8克。

白朮具有健脾的作用。當用於健脾燥濕時，我們會選擇炒白朮；但若用於通便，則一定要使用生白朮。未炒過的白朮燥性較低，能更好地保留其通便的效果。

硫磺也是一種救命藥

「濟川煎」是一個比較普遍且適用的補腎通便方劑，而另一個補腎通便的方劑則比較特殊，它使用了硫磺。前文提到，在大汗不止的情況下使用的「黑錫丹」中也含有硫磺。當使用硫磺時，通常表示身體的火力已經非常微弱了。

紀曉嵐在《閱微草堂筆記》中提到了一個花匠養花的妙招。花朵通常在春天或夏天綻放，但如果在冬天仍能開花，自然能賣個好價錢，尤其是在春節期間。在紀曉嵐所處的清朝，交通不便，南方的花卉很難運送到北方。為了讓鮮花提前開放，花匠會將硫磺埋在植物根部旁邊，這樣花朵就能在冬天綻放。只不過當花開過了這一季，春天通常不會再開花了。

為什麼硫磺會有這樣的作用？在中藥中，硫磺是補腎陽的主要藥物。補腎陽相當於補充能量，因此它能促使植物花卉提早成熟，使花朵在冬天提前綻放。

這個原理對於腎陽虛弱到極致，生命之燭微弱的人來說，就像是一個救命藥。它能很快挑亮蠟燭上的火苗，也能幫助衰弱的人排便。這個方劑叫做「半硫丸」，其組成非常簡單，僅包含兩味藥材：半夏和炮製過的硫磺。這兩者用生薑汁同煎後製成丸劑。它主要用於治療腎陽虛到極致，手腳冰涼，身體連排便的氣力和火力都沒有的患者，不僅大便不通，連小便也不通了。中醫講「腎司二便」，當腎虛到極致時，這兩個排泄功能就會失調，導致大小便失禁、尿閉或便祕。在這種情況下，需要通過補腎來恢復功能。

說到這裡，我想起剛上大學時的一件事。那時我爺爺已經80多歲，因為前列腺肥大導致尿液排不出來，只能插尿管排尿。為此，家人請教了《傷寒論》專家劉渡舟教授，當時他還在北京的「國醫堂」看診。

劉教授開的方劑裡有紅參和附子。我叔叔略諳點中醫知識，因此問道：「這麼熱的藥不會更上火，反而更難排尿嗎？」劉教授的原話我已記不清了，但大意是我爺爺不是因為上火而尿不出來，是因為沒火才尿不出來的。

果不其然，這個方劑使用了一天後，爺爺一直插著的尿管竟然自行脫落，而且居然是被小便沖脫落的！學習中醫後，我開始猜測：劉教授當年，也許就是依照「半硫丸」的方義來開方的。因為附子雖然入腎經，但其溫補效果不及硫磺。

15

失眠：過亢的精神，來自於過虛的「腎」

黃連阿膠湯：專治急性失眠

現在有許多人飽受失眠困擾，但提到失眠，大家可能很難與「腎虛」聯想在一起。因為失眠通常被認為是一種精神過度亢奮的狀態，既然是亢奮，似乎就不應該與「虛」有關，而是過於強盛。而且翻看所有的補腎藥的功效，也很少發現有安眠的作用，是不是「腎虛」真的和失眠沒關係呢？絕對不是。

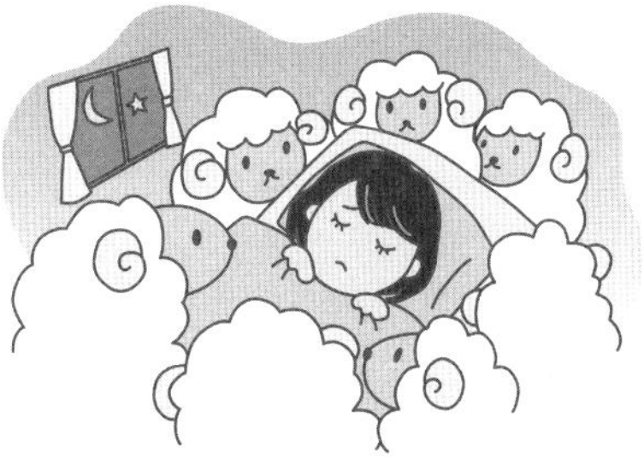

在此，容我先講一個例子：

1903年，章太炎[11]和鄒容[12]這兩個革命家，因發表反對當局的文章而被捕。章太炎曾經歷風浪，能夠平靜面對此事，但鄒容年輕氣盛，難以接受這個結果，於是他在獄中多日失眠，身心幾乎崩潰。章太炎懂一些中醫，根據鄒容的症狀，認為他需要的是《傷寒論》中的一個方子，專門治療急性突發性失眠。這個方子就是「黃連阿膠湯」，於是他託人買來黃連和阿膠，幾帖藥服下後，鄒容終於能夠安睡，焦慮的狀態也逐漸改善。

黃連味苦，並不是補藥，而是用來清心火的，也就是抑制過度的興奮[13]。用黃連來治療失眠還算合理，但阿膠的作用又是什麼呢？阿膠入腎經，主要功能是深度補血養陰，是典型的補腎藥。那麼，補腎藥在治療失眠方面能發揮什麼作用呢？正是能收攝浮越在外的心神。

中醫理論認為，人在入睡時，心神需歸入心血，這稱為「陽入於陰」。心神屬陽，心血屬陰，陰陽融合了，人才能安然入睡，這相當於神經系統從白天的興奮狀態轉為抑制狀態。此時心血必須充足，心神才能有廣廈可以安居。補腎藥

---

11 編註：章炳麟，又名絳，字枚叔，號太炎。中國近代史上佛學思想濃厚的國學大師，也是一位思想家、革命文豪。

12 編註：鄒容，清末留學日本，回國後加入章炳麟等組成的愛國學社，力倡革命抗清，著《革命軍》一書歷數滿人腐敗罪狀，宣揚民主，號召國人革命。後因常在蘇報發表文章攻訐清廷，與章炳麟等同遭拘禁，兩年後死於上海租界獄中。

13 編註：意指交感神經過度亢奮導致失眠。

正是從根本上維持心血充盈，為心神提供一個寬敞安穩的居所，因此它是治療失眠的重要藥物之一。

「黃連阿膠湯」治療的失眠類型，是現代人所常見的，特別是年輕人，每天需要應對龐大的壓力，因為外界的刺激，使他們的心火長期處於過盛狀態，而旺盛的心火又會耗竭陰血。時間一長，他們便因腎陰虛導致失眠。

這類失眠有一個特徵，就是眼神異常有神，像動畫片裡梅花鹿的眼神般，特別敏感，常處於驚嚇狀態。此外，這類患者的嘴唇容易偏紅，即便是男性，嘴唇也顯得紅豔。這種人，有經驗的醫生一看就知道是失眠患者，因為他們的眼神浮越，甚至可能曾被西醫診斷是「精神官能症」，而要改善這類失眠，必須從腎陰的根本補起。

那些多夢的人也需要補腎

有些人雖然不失眠，但睡覺時夢多，像在看電視劇一樣，早上醒來仍沉浸在夢中的情節，甚至導致情緒低落，精神不振。

每個人都會做夢，但只要早上醒來不因夢境影響精神狀態，便無大礙。然而，若夢醒後感到疲累，這可能意味著睡眠中精神過度興奮，這同樣屬於心神不安的範疇。同樣要用清心火和補腎陰的藥物配合，以安定過度亢奮的心神，使其有所歸宿。

對於這類因腎虛所導致的失眠，「黃連阿膠湯」是副作用最小的安眠療方。西醫開的安眠藥多數只抑制興奮的神經，雖然讓人入睡，但導致神經過度興奮的根本原因並未解除，陰虛使心神無法安頓的問題依然存在。因此，患者必須每日服用安眠藥，一旦停藥，失眠問題便會再次出現。

對中醫來說，其實並沒有「安眠藥」這個概念。無論是黃連、阿膠，還是酸棗仁，日常服用後不會像西藥安眠藥那樣，服藥後半小時便立即入睡。即使你早上服用「黃連阿膠湯」，或早上喝酸棗仁泡的茶，仍是到了晚上該睡覺時才會感到睏意。這是因為中醫的安神藥是從根本上去除導致失眠的原因，而不是靠抑制的方式將你的神經傳導強行阻斷。因此，失眠者不會對中藥產生依賴性，因為中藥是讓導致失眠的失衡因素去除，使陰陽相濟達到平衡。

黃連阿膠湯的不同組合方

「黃連阿膠湯」的配方十分簡單，主要成分包括黃連、黃芩、白芍和阿膠。這個方子適用於除了失眠外，還伴有舌尖紅、心煩焦慮、白天坐立不安等症狀的人。此外，也可以只用黃連5克搭配阿膠10克。如果患者體型偏瘦，舌頭瘦薄且呈紅色，還可以加入一顆雞蛋黃。

雞蛋黃也是補陰的，我們小時候咳嗽一直不好，而且乾咳無痰時，長輩會用白糖沖雞蛋來止咳，喝幾次後咳嗽就能緩解，這是因為雞蛋黃能補陰潤燥，從而達到止咳的效果。

事實上，「黃連阿膠湯」的原方中也包含雞蛋黃。製作方法非常簡單，先用黃連5克、白芍10克煎湯，再用此湯沖服阿膠和雞蛋黃，加點冰糖調味就可以了，雖然黃連苦，但苦得很正，最重要的是，藥湯服用後能讓人感到心境清涼，減少心煩意亂的感覺。

除了「黃連阿膠湯」的組合外，還有一個更簡單的方藥，就是前面提到的「交泰丸」。這個方藥中，黃連的用量是肉桂的6倍，可取12克黃連搭配2克肉桂。黃連負責把躁動的心火引下來，肉桂負責把冰封的腎水鼓動上去，使水火相濟。它的效果比安眠藥還要好，服用後第二天感覺會非常舒適，因為「交泰丸」去除了失眠的根本原因，達到了根治失眠的效果。

然而，並非所有的失眠都適合用上述方法和藥物來治療，並且並不是所有失眠都可以透過補腎來解決。這裡所提的失眠特指由腎虛引起的失眠，這類失眠是常見的一種，需要具備「上熱下寒」的症狀，其中「上熱」尤為重要，表現為心煩、舌尖紅。如果患者沒有心煩，且舌色偏淡，整體狀態特別疲倦，甚至越累越睡不著，那往往是脾虛血虛導致的失眠，此時應選用如「人參歸脾湯」這類藥方進行調理。

16
同樣是睡眠不足，為什麼熬夜會猝死，而失眠不會？

熬夜剝奪了心臟的休息時間

我們常聽說有人因為工作太忙、加班熬夜，導致年紀輕輕就過勞猝死。顯然，睡眠不足是嚴重影響健康的一大問題。然而，同樣是「欠睡」，為什麼失眠的人較少發生猝死？儘管他們每天忍受失眠的痛苦，白天無精打采。

原因很簡單，雖然同樣是欠睡，失眠只是單純的睡眠不足，但熬夜則是欠睡再加上心臟負荷。

熬夜之所以會帶來健康問題，除了因為睡眠不足影響身體各種激素的分泌，導致身體代謝紊亂外，還有另一個因素。人在熬夜的時候，大多數時候都沒有休息，可能是在熬夜工作，或躺在床上追劇。在這過程中，心臟未能得到充分的休息。尤其是上夜班或夜裡加班的人，更是長時間用腦。

雖然大腦僅占全身體重的2%，但使用大腦時，大腦會消耗身體能量的25%。這些能量由誰來提供呢？是心臟。心臟必須持續工作，才能維持大腦的正常供血與供氧。也就是說，熬夜時心臟的負荷並不比白天上班時輕。

晚上睡覺時，我們的心臟雖然仍在跳動，但受到副交感神經的支配，晚上的跳動會減慢，使心臟在睡眠中得到休息。如果換作是熬夜，且大腦也沒閒著，持續工作，心臟就會失去這段休息的機會。如果本身已有心臟問題，或者一些人甚至不知道自己有心臟隱患，那麼心臟因持續超負荷工作而「拋錨」的風險就會增加，猝死就是這樣發生的。

心臟受傷，也會殃及腎

之前有一位國三的女孩，因病毒感冒引發心肌炎。醫生囑咐她需要休息，但因臨近月考，家長擔心耽誤學業，認為只要不參加體育課就能讓身體休息，於是仍然讓她每天繼續上課。結果，病情惡化到胸悶嚴重、呼吸困難時才去醫院。心臟超音波檢查發現，她的心臟已經擴大了兩倍。這就是因為已經有炎症的心肌，每天仍舊在為大腦加班供應血液，最終被累得衰竭了。

你可能會問，心臟受損和中醫的腎有什麼關係？

前文提到，「久病及腎」和「重病及腎」，無論是哪一個臟腑過度損耗，最終都會殃及中醫所說的腎，猶如波及大樹的根部，心臟更是如此。

心臟病初起，在病情尚輕時，如果看中醫，可能辨證是心氣虛、心陰虛。隨著病情的加重，診斷可能會變成腎氣虛或心腎陽虛。

參附湯：心力衰竭的中醫急救方

我有位同事，她的婆婆因心臟病住院急救，西醫診斷為「心臟衰竭」，並且腿腳都腫了。當病情穩定後，家屬才被允許探視。同事回來後告訴我，她看到婆婆時嚇了一大跳，因為婆婆整個人都變黑了，而她之前一直是一位白胖的老太太。

「心臟衰竭」雖然是重症、是急病，但在一百多年前，西醫進入中國之前，中醫也有方法對這類病患進行急救。這些急救方法可以分為幾個層次：對於心臟衰竭引發的休克，可使用「獨參湯」，即單獨用人參一味，經大火急煎後服用。由於人參入心經，能直接作用於心肌，類似於現代西醫急救中的「強心針」。

如果這個病人已經救回來，或尚未發展到「心因性休克」的程度，就可以使用另一個方劑，即「參附湯」。

「參附湯」的組成包括入心經的人參，配合能補腎還陽的附子。這個方劑主要針對相對慢性的心臟衰竭。慢性心臟衰竭的患者通常會出現呼吸困難、不能平躺、大汗淋漓等症狀，腿也大多是水腫的，四肢不溫；這是因為心臟無力泵血，血液回流不足所導致的。由於不是急性休克，因此可能累及腎臟，可能出現「腎虛」的表徵。我同事的婆婆就是「久病及腎」的典型，其臉色變黑是因為「腎虛」。

心臟失去了生命根基的依託，孤軍奮戰而不支時，就會發生「陽氣暴脫」的情況。因此，在使用人參來補益心臟的同時，應配合附子來補腎，這就是「參附湯」的來源。

我提到這些，是想透過心臟病的發病軌跡來提醒熬夜者：熬夜會損傷心臟，而長期心臟受損則會波及腎臟，使得身體的「根基」變得不穩。因此，那句話是有道理的：「你熬的不是夜，而是命。」具體而言，熬夜損傷的是「腎」這個「命根」。

17
冰啤酒差點毀了著名歌手的演唱會

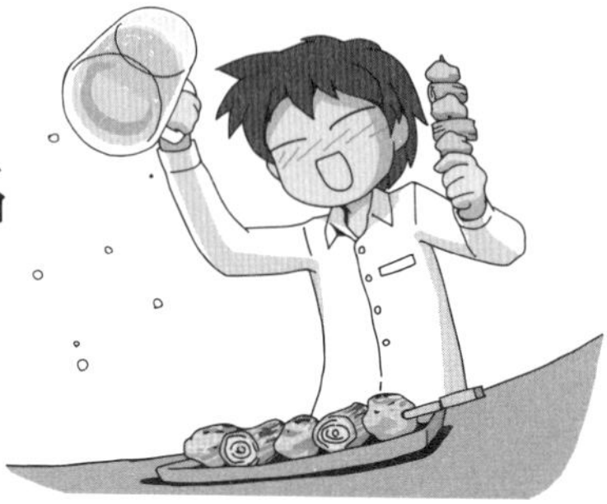

中醫治病養生的過程中，最常聽到的一句囑咐是：忌寒涼。幾乎在任何時候，不論男女老少，都會被中醫提醒這點。即使沒有特別的囑咐，也沒有一位中醫會建議你用涼水或冰塊來降溫去火，這與西醫的做法大相徑庭。西醫在退燒和急性扭傷時，都會建議患者使用冰塊降溫、止血。

為什麼中醫這麼講究忌寒涼？如前文所述，中醫是一門「能量醫學」，最重視的是身體的能量平衡。寒涼會直接消耗身體的能量，這就是中醫所說的寒涼「直折陽氣」，並且會損傷陽氣的根本，也就是腎陽。

一根冰棒吃出的心肌梗塞

曾經有新聞報導一位50歲的男性，吃了一根冰棒後約2

小時，突然出現心臟劇烈悶痛、大汗淋漓，緊急送醫後進行心電圖檢查。結果顯示他罹患了急性ST段上升心肌梗塞（ST-elevation myocardial infarction，簡稱STEMI）。在1小時內，醫生進行了緊急手術以打通血管。手術中發現冠狀動脈前降支近端血管完全阻塞，隨後進行了血栓抽吸，並植入支架，胸痛症狀才明顯緩解，最終挽回了一命。

一根冰棒就能引發心肌梗塞嗎？

這是可能的。在心肌梗塞的誘因中，寒冷是一個相當重要的因素。曾經有心臟病學專家描述了一個心絞痛發生的具體情境：酒足飯飽後，他從溫暖的室內走了出來，上了天橋，在寒冷的冬夜裡深深吸了一口新鮮的空氣，點燃了一根菸，這時他開始感到胸痛。

這時出現的胸痛，最有可能是心絞痛！因為它符合誘發心肌梗塞的幾個條件：酒後、飽餐、運動和寒冷。這些因素會使心跳加速，增加心肌的用血量。如果患者原本就有高血糖或高血壓的問題，血管可能不暢通，當心臟急需血液時供不應求，心肌就會因缺血而產生疼痛，這就是心絞痛。若心絞痛未能緩解，繼續發展就可能導致致命的心肌梗塞。張先生吃冰棒後，會使血管收縮，心率加快，這些因素可能誘發心肌梗塞的發生。

不光是吃冰，像是突然進到溫度很低的房間，吹了風不僅僅是吃冰，像是突然進入溫度很低的房間、吹風扇，或者洗冷水澡，這些都會影響心臟，尤其是對於原本就有高血壓、高血脂、高血糖病史的人來說，受涼可能成為壓垮駱駝的最後一根稻草。而這，只是寒涼「直折陽氣」的例子之一。

男性同樣需要忌寒涼

許多人以為，只有女性需要避免寒涼。其實寒涼是所有人共同的健康大敵。因為人是恆溫動物，吃東西和吸收營養的主要目的是維持體溫的恆定。只有在正常的體溫下，參與各種生理活動的酶才能正常運作。當我們吃了冰冷的食物，尤其是生冷的肉類後，常常會感到消化不良。這是因為當腸道溫度低於體溫時，消化酶無法正常工作，導致食物滯留在腸胃中，引起消化不良。

無論是寒冷的刺激還是寒涼的食物，身體為了維持各種功能的正常運作，必須增加能量的消耗來保持體溫的恆定。這種持續的超負荷運作，久而久之會讓身體疲憊不堪，自然損傷陽氣。這裡的陽氣是指身體的各項機能。當陽氣虛弱到一定程度時，就會出現腎陽虛的情況。一旦生命的根基受到影響，就可能引發一系列健康問題。

有一位知名歌手準備開演唱會，但在籌備過程中出現了咳嗽問題，而且情況越來越嚴重，吃了各種止咳藥都無效，最後甚至連一首歌都無法唱完。他找到了我的同學，中日友好醫院中醫呼吸科主任張紓難醫師。張醫師發現，這位歌手的咳嗽症狀，屬於《傷寒論》中「小青龍湯」的適應症，是一種嚴重的寒性咳嗽。

這麼重的寒氣從哪裡來？他問這位歌手：「平時有什麼特殊的飲食習慣嗎？」歌手回答：「沒什麼特別的，只是每天都喝冰啤酒。」病因找到了！就是這個冰啤酒，影響了『嬌臟』——肺。肺氣因寒涼閉塞，無法正常宣發，導致不斷咳嗽。

張醫師囑咐這位歌手，立即停止飲用冰啤酒。如果一定要喝酒，可以改喝白酒或黃酒，並同時開了「小青龍湯」。一個星期後，歌手的咳嗽終於減輕，並且能順利完整地唱完一首歌了。

為什麼冰啤酒會成為病因呢？因為啤酒本身的性質就是寒涼的。夏天，許多人一邊喝冰啤酒，一邊吃小龍蝦、香辣蟹、燒烤。隔天早上醒來，發現腳趾紅腫、疼痛難忍，去醫院檢查後，才得知是「痛風」發作了。

根據西醫學的說法，啤酒和海鮮，特別是硬殼類海鮮，都是嘌呤含量很高的食物，兩者結合容易誘發痛風；從中醫的角度來看，無論是海鮮還是啤酒，都是寒性的食物，而痛風的病因多由陰寒引起。這位歌手喝的還是冰啤酒，對陽氣的損傷更為嚴重。

當我在朋友圈提到這件事時，不少「酒鬼」紛紛跳出來分享他們的經驗：喝了冰啤酒，隔天肯定會咳嗽；但如果喝的是白酒或黃酒，就沒有咳嗽的問題。

這情況與許多孩子吃冰品或喝冷飲的情形非常相似，儘管沒有受涼，隔天也會咳嗽。因為冰冷的食物經過咽喉，寒涼會導致局部黏膜的血管收縮，血管收縮後便影響局部的水液供應，咽喉黏膜缺水就會引起咳嗽。如果缺水嚴重，還可能損傷黏膜，為細菌和病毒的入侵打開方便之門，進而引發細菌感染。我們經常看到一些小孩，只因為一根冰棒就開始咳嗽，而這種咳嗽嚴重時，甚至可能發展成肺炎。

小青龍湯：專治虛寒感冒

這時可以使用「小青龍湯」，其配方為：麻黃、芍藥、細辛、炙甘草、乾薑、肉桂、五味子、半夏。這個方劑用來治療內裡虛寒的人感冒引起的咳嗽。雖然是感冒，但表現出寒涼之象：惡寒發熱、頭身疼痛、無汗、喘咳，痰液清稀且量多，頭面四肢浮腫，舌苔白滑。這種情況多見於老年人或體質虛弱者慢性肺部疾病的急性發作。

與其他治療咳嗽的方劑不同的是，「小青龍湯」使用的全是溫熱藥物，並且加入了入腎經的溫腎藥，如細辛和肉桂，針對的就是寒涼太過殃及到腎這個命根時所出現的各種症狀。

現代人講求養生，追求各式各樣的新奇偏方，卻常常忽略了『忌寒涼』這項最基本的原則，而這正是古今健康長壽者遵守的重要生活法則之一。唐代柳宗元的堂兄柳公度活到了80多歲，這在平均壽命只有40歲的年代，是極為罕見的高壽。因此，他的養生經驗也被記載在《舊唐書》中。「公度善攝生，年八十餘，步履輕便。或祈其術，曰：『熟生物，暖冷物，氣海常溫耳。』」這段話點出了柳公度養生的要點：不吃寒涼生冷的食物。正是靠著這一點，他保住了腎這個「命根」。

18
十個胖子九個虛，九個胖子是腎虛

不吃碳水化合物的代價

肥胖已經成為現代人的通病，常見的原因首先是食物過於豐富且過於精緻。每種食物只需吃幾口，一天的熱量就會超標。另一個原因是運動不足。從熱量統計來看，多數人攝入的熱量大於消耗，久而久之就囤積了脂肪。從中醫的角度來看，運動量不足會導致陽氣虛弱，當陽氣無法蒸騰脂肪時，人就會變得越來越虛胖。

陽氣代表身體的活力，也包含代謝能力。與我們的先人相比，人們變胖的關鍵之一是陽氣日益虛弱。導致這種現象的另一個常見原因是現代人在減肥過程中的飲食錯誤。

首先，一個常見的錯誤是不吃五穀雜糧，避免碳水化合物，而僅攝取蛋白質。素人也跟著效仿，但從減肥角度來看，這種飲食方式雖然能夠有效減重，卻可能忽略了其潛在的健康代價。

當人們攝取食物時，身體需要進行消化、吸收和代謝轉化，而這些過程都需要消耗能量。不同食物在這些過程中所需的能量也各不相同。

脂肪類食物在攝食產熱（Diet Induced Thermogenesis, DIT）過程中消耗的能量約為4%，碳水化合物為6%，而消化蛋白質所需的能量消耗特別高，可達30%。也就是說，如果您攝取的是富含蛋白質的肉類，那麼這餐的能量中約三分之一會用於消化食物。因此，蛋白質的這一特點常被應用於減肥計畫中。通常在減肥初期，這種飲食方式效果較為明顯，因為身體需要耗費更多能量將蛋白質消化並轉化為熱量，這個過程比碳水化合物轉化熱量所需的時間更長。

然而，如果每天僅攝取蛋白質，身體獲取能量的成本會變得非常高。因此，即便是西醫營養學家也會建議將碳水化合物作為每日飲食的主要來源，而非蛋白質。他們甚至用一個比喻來說明：人活著需要能量，吃食物的目的是為了補充能量。如果依賴蛋白質來補充能量，就像是用紅木家具來取暖，這樣的成本實在是太高了。

想減肥，先補腎

或許你會說：「我有錢，燒得起紅木！每天也能享用日本和牛和海參。」

但有一個問題，這並不是金錢所能解決的——身體在消化蛋白質食物時，需要付出比消化碳水化合物更高的代價。長期下來，這可能會使身體變得虛弱，這種虛弱在中醫中稱為「脾虛」。

脾虛日久就會累及腎，就會導致「腎虛」。腎虛是陽虛的最深程度，此時，身體的代謝率會降低，脂肪代謝變差，導致體重增加。隨著年齡增長，基礎代謝率自然會下降，這樣會使人變得越來越胖，而同時也越來越虛弱。

多年前，上海的中醫研究者研製了一種抗衰老的中成藥，主要以補腎藥為主。臨床試驗時，特別針對一些有明顯腎虛症狀的患者進行，試驗結束後，參與者發現自己不僅不再怕冷，腰痠腿軟等腎虛的典型症狀也有所改善，身材變得比以前更緊緻，體重也有所減輕。

人們逐漸意識到，減肥不應依賴清熱解毒的藥物造成腹瀉，而是應該使用溫補腎氣的藥物，透過提升代謝來消耗脂肪。而身體的代謝能力正是由陽氣所主導的。

缺乏日曬也會變胖

除了飲食和運動因素之外，現代人發胖還可能與另一個因素有關——缺乏日曬。醫學界最新的研究發現，缺乏日曬也會導致體重增加。

從西醫角度來看，維生素D可以與胰島素受體結合，影響胰島素的分泌，幫助人體有效地控制血糖。當血糖能夠及時被消耗，就不會轉化為脂肪囤積，從而有助於減輕體重。因此，從這個角度來看，維生素D確實能幫助減肥。

我們身體中的維生素D是由膽固醇轉化而來。只要皮膚受到日曬，膽固醇就會轉化為維生素D，進而幫助調節血糖。然而，如果長時間不曬太陽，膽固醇無法轉化，這不僅會導致血脂肪增加，還會降低脂肪的代謝，使人變得容易發胖。這就是中醫說的「尊榮人」。

這類情況過去主要出現在富貴人家中，他們的飲食豐富但活動量少，他們一邊胖著，一邊虛著，這個虛就是陽氣虛。儘管他們生活優渥，但更容易生病。究其原因，除了生活習慣上的好逸惡勞外，還包括缺乏日曬。

而那些在田間耕作或在海邊打魚的貧困人士，不僅皮膚黝黑，而且少見肥胖，大多體格健壯。體力勞動運動固然是一方面，但日曬更是重要的原因。

萬物生長依賴太陽。從中醫角度來看，天人相應，太陽光是補充人體陽氣最直接的方法。許多陽虛怕冷的人，中醫除了開立補腎藥之外，還會建議他們經常曬曬後背，因為後背是陽經經過的部位。曬太陽是最便宜的補陽助陽。

然而，現代人出於護膚和美白的考量，通常避免日曬，或者沒有時間曬太陽，並認為攝取維生素D的補充劑可以代替日曬。事實上，這裡存在幾個問題：

首先，維生素D是脂溶性的，主要存在於高脂肪含量的食物中，例如海魚、魚卵、動物肝臟或蛋黃等，魚肝油中也含有豐富的維生素D。然而，對於已經肥胖或擔心增胖的人來說，這些高脂肪食物通常是他們所忌口的，因此他們可能轉向瘦肉和奶類。然而，瘦肉和奶類中維生素D的含量非常少。至於被認為健康的堅果，它們雖然含有脂溶性的維生素E，但幾乎不含維生素D。植物性食物中幾乎不含維生素D，因此即使透過喝牛奶和吃堅果，也難以獲得足夠的維生素D。

此外，使用維生素D補充劑時需嚴格控制劑量，因為維生素D是脂溶性的，不像水溶性維生素C，即使過量也會從尿液中排出。脂溶性維生素如果攝取過量，會在肝臟中沉積，因為排出困難，所以容易誘發中毒。

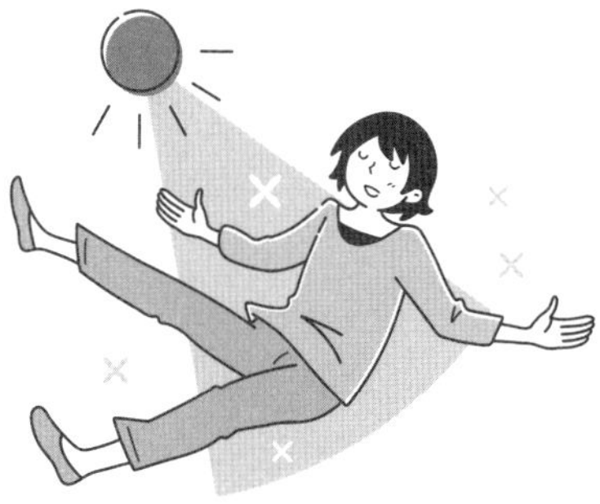

最佳日曬時間

有鑒於此，補充維生素D最安全的辦法就是日曬，而且是不能塗抹防曬霜的日曬。那麼，如何在日曬中既不傷害皮膚，又能有效促進維生素D的合成呢？

建議在兩個時段進行日曬：在夏季，可以選擇上午九點之前或下午四點之後；在秋冬季節，則可以選擇上午十點之前或下午三點之後，每次日曬20至30分鐘，通常能夠滿足一天所需的維生素D。然而，需要注意的是，維生素D僅是陽光帶來的好處之一。中醫所說的陽氣，遠不僅僅是補充維生素D所能解決的問題。如果這樣簡單，那麼維生素D早就成為了抗衰老和補腎的主要方法，但事實上並非如此。

19
打了營養針，為什麼變得更虛了？

現代人的營養攝取比以前更為充足，甚至已經超過標準。然而，許多人卻反而體力變更差，更虛了，這是為什麼呢？那些攝取進去、補充進去的營養素都去了哪裡呢？

我先講一個例子。

我有一位朋友因癌症導致腸阻塞，長時間無法進食，身體變得非常瘦弱，最終不得不住院。為了維持營養，醫生給她打點滴，開了靜脈輸液的各種蛋白質、脂肪乳劑、維生素，但點滴打了幾天後，她的狀況反而變得更虛弱，以前即使無法進食，也還能出去走走，但後來卻變得完全臥床不起。

我去醫院看她，儘管她整天都在打營養針，但她卻虛弱得連說話的力氣都沒有。我第一個感覺是：她的身體已經失去了利用營養的能力，根本運化不了這麼多營養，她是因為營養過剩才變虛的。

由於她住的是西醫院，中藥製劑很少，唯一可選的是一個以人參為主的注射液[14]，我建議醫生試用這個，醫生也同意了，當天便開始使用這個藥。第二天我打電話給她時，沒接到回應，這讓我有些擔心，以為新加的藥物使病情有了變化。好在半小時後我收到她的回電，她的聲音已經不像之前那樣虛弱，她告訴我她剛才出去散步了。改用那個人參點滴後，她居然感覺像是「滿血復活」！

人參是中醫補氣養陽的首選藥物，入肺、心、脾、腎經，也是一個可以補到大樹樹根的藥物，所以能幫助身體將補進來的營養化生為氣血，而這個轉化營養的功能，即便不是癌症患者，也是很多人的剛性需求了。現代人常見的疲勞、倦怠，往往不是由於營養缺乏，而是營養攝入超過了身體的需求，反而成為負擔，導致身體虛弱和疲累。

我們的體力與精神狀態依賴氣血的推動，而其中的關鍵在於心臟，心臟相當於人體的「發動機」。每個人的心肌力量不同，發動機的排氣量也各異。例如，運動員的心臟排氣量可能達到1.8公升，而且他們經常運動，身體不胖，1.8公升排氣量的發動機，帶動的可能就是台福斯GOLF般的輕巧車體，因此運行起來較為輕鬆，這也是為什麼運動員較少感到疲勞。

---

14 編註：田七人蔘注射液，台灣沒有。

現代人運動量少，心肌缺乏鍛鍊機會，導致「用進廢退」的情況。我有一位朋友是典型的白面書生，平常不愛出門，是個宅男。他在體檢時做了心臟超音波，醫生一看就問他：「你是不是從來不運動？」他很好奇醫生怎麼知道。醫生解釋說，他的心臟像從來沒開發一樣！

有一次去西藏，同行的人幾乎都出現了高原反應，唯獨兩個人沒有，一個是他，另一個是一個老煙槍。其實，沒有「高原反應」不一定代表身體狀況好，反而可能是因為他們的身體較能耐受缺氧。這個能力從哪裡來的呢？是因為他們平時就一直處於相對缺氧的狀態。這位朋友因為長期不運動，心臟泵血能力較弱，導致血液中的含氧量長期不足；而那位老煙槍，則是因長期抽菸損傷了肺功能，吸入的氧氣量一直不足。兩個人沒來西藏之前身體的缺氧狀態和來了西藏差不多，因此真到了西藏，自然沒有「高原反應」了。

我們身邊有不少人存在不同程度的類似問題。原本先天1.8公升的排氣量，隨著年齡增加及生活方式的影響，可能已經下降到1.6公升。此外，還伴隨著營養過剩的問題，導致肥胖。1.6公升的發動機卻要負荷如同奧迪甚至賓士這樣龐大的身軀，因此，疲勞正是他們心臟這部「小馬拉大車」的結果。

當人們的生活越來越安逸，運動越來越少，營養越來越充足，人越容易虛，越容易累，因為心臟這個「發動機」與身體的需求越來越不匹配。打營養針後反而變得更虛弱的病人，就是一個典型的代表案例。對此，只有兩個解決辦法：一是減少營養的補充，別再一味的增加車身負擔；二是藉助補氣的藥物，提升心臟這個「發動機」的排氣量，這樣才能「點陰成陽」，讓身體這部車正常運轉。

「點陰成陽」是中醫的一個概念，其中的「陰」指的是我們攝入的營養，特別是肉類，因為它富含蛋白質和脂肪，這些是構成身體結構的基礎。而「陽」則是指這些營養被吸收後，轉化為身體的功能。唯有藉助這些能量，我們才能維持生命。

如果你攝入過多的營養，而且含金量太高，例如現代人喜歡吃高蛋白、低碳水的食物，無論是為了減肥還是增強體質，多數人都認為補充蛋白質才能使身體獲得足夠的營養，而碳水化合物只會讓人發胖。然而，碳水化合物其實是人體必需的，且是成本最低的能量來源。蛋白質在消化過程中，所消耗的能量約占三分之一，遠遠超過消化碳水化合物所需的能量。簡單來說，蛋白質轉化為身體所需能量的過程最為困難。如果攝入過量，無法及時轉化消耗，仍然會變成脂肪囤積，導致體重增加。

營養學上有句話：「條條大路通脂肪」。除了水之外，所有物質都有熱量，攝入體內後，只要消耗不掉，便會轉化為脂肪。這就是所謂的「陰」過多，負擔過重。然而，另一方面，運動量不足，幾乎不勞作，使得身體的各種機能下降；陽又太弱，發動機排氣量太小。長期以來，陰陽失衡，使得人體變得又胖又累，又虛又胖，形成惡性循環，越胖越虛，越虛越胖。

20

中醫一直慎用的人參、附子，為何成現今新寵？

要改變這種「小馬拉大車」的失衡現象，首先需要控制營養和熱量的攝取。就像前面提到的病人，如果當時只是適當地補充營養，而不是大量地打營養針，她的發動機尚且能運轉負載，可能還不至於虛弱至臥床不起。

還有一個更關鍵的因素，就是要提高心肌的力量，增加心臟這個發動機的排氣量。當發動機的排氣量增加，即使營養攝取稍多一些，這輛車也能正常運行，這就讓人參這類補氣養陽的藥物有了新用處。

人參、烏頭和附子

雖然人參是中藥補藥中的佼佼者，但在歷代中醫中，單靠一味藥物治好病而成名的醫生並不多見。遠的有明朝良醫張景岳，人稱「張熟地」；近的有用石膏成名的京城四大名醫之一的孔伯華，人稱「孔石膏」。此外，還有「陳柴胡[15]」「焦大黃[16]」等名醫，唯獨沒有以人參成名的醫生。過去的中醫在使用人參和附子時特別慎重，主要是擔心其熱性和補益作用會傷及陰，將生命的蠟燭火苗挑得過於旺盛，導致蠟燭燃燒得太快。

在張藝謀的電影《滿城盡帶黃金甲》中，鞏俐飾演的皇后在每天服用的中藥中被下了毒。這種毒藥名為「斷腸草」，皇后服用後身體逐漸衰弱，病情日益加重。雖然劇中的情節是虛構的，但「斷腸草」確實存在。中藥中的「烏頭」也被稱為「斷腸」，它與「附子」是同一種植物的根部。母根稱為「烏頭」，附在側邊的根則稱為「附子」。

烏頭和附子的作用原理與歷史軼事中的「春藥」相似，都是全面激發和鼓動生命力。不同的是，春藥可能過度刺激，容易導致生命力的耗竭。

為何中醫典籍中沒有減肥方

過去以農耕為主的時代，營養供給常常不足，人們普遍偏瘦，身體儲備也不夠充足。在中醫理論中，這些物質儲備

15 編註：陳柴胡，是指清代溫病學家陳平伯。

16 編註：焦大黃：是指《大黃研究》作者焦東海。

稱為「陰」，因此歷代中醫常說「陽常有餘，陰常不足」。陰虛的情況下，蠟燭如果不夠粗壯，自然難以承受如烏頭、附子以及人參等藥物來挑亮火苗，它們只會加重蠟燭的消耗而傷陰。為此才必須遵行《黃帝內經》的養生主旨：「奉陰者壽」。

所以，過去人參多用於生命垂危、火苗即將熄滅的情況下，作為緊急手段來稍微點燃生命之火。像「獨參湯」和以附子為主的「四逆湯」等方劑，過去多是急救時才用。

但隨著現代飲食的西化，魚肉蛋奶成為主要食材，這導致人體的陰不再缺乏，而是過剩。過剩的陰即是過剩的營養，如果沒有相應的陽氣來推動，這些過剩的營養就會變成垃圾，這也是當前癌症頻繁發生的原因之一。

「窮癌」和「富癌」

癌症也存在貧富之分。「窮癌」是類似食道癌、胃癌，這些癌症與飲食的粗糙和不潔有關；「富癌」則包括乳腺癌、腸癌，它們的發病率遠遠超過了窮癌，主要與飲食的熱量太高，人變得越來越胖有很大關係。

乳腺癌在歐美的發生率一直居高不下，主要是因為這些地區的飲食熱量過剩，陽氣助推能力不足。乳房是人類全身唯一高出體表的部位，氣血推助至這個高地就顯得更為吃力。陽氣虛，首先推助無力，若同時出現營養過剩，人體虛胖，過剩的陰氣進一步增加了陽氣推動的難度，這個高地就成了垃圾堆置的災區，乳腺癌就是因此發生的。

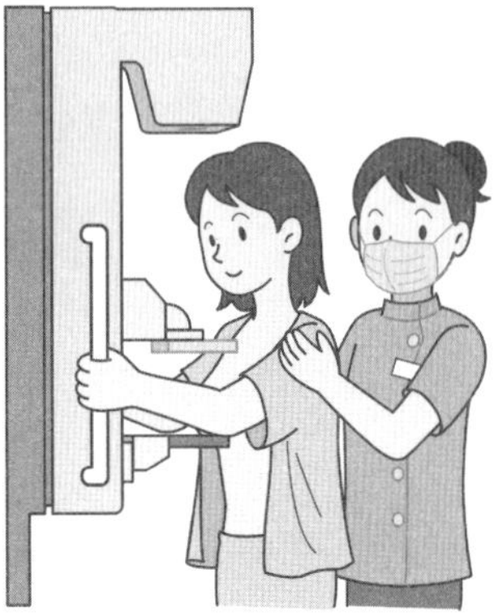

隨著我們的飲食逐漸與歐美同步，乳腺癌的發生率也逐漸升高，目前已成為中國女性最常見的癌症之一[17]。這就是陰有餘，而陽推助無力的結果。

因此，中醫界目前興起了「扶陽」與「助陽」學派，主要使用人參、附子等補腎陽的「重劑」，這些方法確實治療了許多疑難病症。這些病症之所以被認為是疑難病，是因為這些人的陰氣太過，而陽氣又太虛，要想推動前所未有的營養負累，只能透過提升發動機的級別來解決。溫熱性的人參和附子不僅能增強心肌力量，還能提高代謝率，進而透過提升代謝率來達到減肥的效果，改善「小馬拉大車」的困境。

現代人體內之陰已非過去可比，已經從過去的「陰常不足」，變為「陰常過量」了。輕微的情況是「捧著金碗要飯」，營養不缺乏但身體很虛；嚴重的情況則是花費重金攝取的各種營養，最終轉變為致病的「陰邪」。

---

17 編註：根據台灣衛生福利部統計，乳腺癌也是婦女癌症發生率的第 1 位。

CHAPTER
03

和生殖有關的
那些「腎虛」事

1
性慾低下，是身體缺了什麼嗎？

性慾是啟動性功能的動力。即使性功能正常，若性慾低下，性功能也形同虛設，這種情況在女性中更為常見。有些資料顯示，現今無性婚姻的比例很高，尤其是壓力較大的族群，普遍存在性慾低下的問題。

「性」這一人類最原始的衝動，到底去哪裡了？

蛋白質和脂肪不足

「食色性也」這句話，簡明地概括了生命的本質。無論是人類還是動物，任何生物只要活著，畢生其實就兩件大事：一是讓自己存活，二是繁衍後代。

「食」指的是維持自身的生存，而「色」則象徵繁衍後代，這兩種基本慾望是生命最根本、最原始的驅動力。然而，要維持這兩種慾望的運作，則需要能量的支撐。

從內分泌的角度來看，性衝動的產生需要性荷爾蒙的誘發，而性荷爾蒙的合成則需要蛋白質和脂肪的參與。因此，若一個人營養不良，蛋白質和脂肪攝取不足，性荷爾蒙的合成就會減少，進而影響性慾。如果營養充足，但身體合成荷爾蒙的能力不足，也會影響性衝動。還有一個原因是，人體的能量是恆定的，當某種衝動（慾望）過度強烈，就會瓜分了其他衝動所需要的能量。

現代人的性慾低下，主要由兩個原因造成。第一，身體的合成能力不足，這正是我們接下來要討論的問題：當身體無法有效運化大量的營養時，這些營養反而成為負累，導致濕氣和痰的產生。在影響性功能的過程中，痰濕是人體的主要敵人，它們會阻塞經絡，影響性功能的正常發揮。

第二個原因是，儘管性荷爾蒙充足，但性慾激發時所需的能量已經被其他衝動分散了。

勞思傷脾也傷腎

如果我們白天一直對一件事情冥思苦想，到了晚上就容易失眠。這是因為這件事在我們的大腦中形成了一個興奮灶，也就是俗稱的「心結」。當這個興奮灶持續活躍，影響了睡眠時大腦的抑制狀態，就會導致失眠。

如果這個興奮灶持續存在，導致大腦不停運轉，消耗的能量會大幅增加，其他神經衝動所需的能量便被它掠奪走了，其中也包括性衝動，從而使人的性慾下降。壓力越大，心結越多，這些人可能時時刻刻都在思考，能量無法有效分配給性慾，因此他們更容易成為無慾無性的族群。而這種「心結」就是中醫所講的「思勞」，程度輕的會傷脾，嚴重的會傷腎。

「傷脾」簡單來說，就是影響營養的吸收與消化。當我們高度用腦時，胃口都不好，像考試前很少有人會覺得餓，這就是中醫所說的「思勞傷脾」；或者當情緒低落時，食慾也會隨之減退。胃腸被稱為人體的「第二大腦」，對精神壓力極為敏感。長期用腦的人往往體型偏瘦，過去的書生「手無縛雞之力」，就是長期用腦、情緒敏感、思勞傷脾的結果。

而傷腎，既是脾虛日久，「久病及腎」的結果，這也是過度用腦的直接後遺症。為什麼有些人更換性伴侶或環境後，性慾會恢復？因為此時他們的心理壓力減輕，過去的心結至少暫時解開，能量得以節省並投入性衝動。一般來說，女性性慾低下的情況較為常見，一方面是受傳統文化的約束，另一方面則是因為女性體質通常比男性虛弱。許多女性長期體弱，經常被氣虛、血虛困擾，按照「久病及腎」的規律，這類人群往往難以避免「腎虛」，甚至早早就已經出現腎虛。因此，她們性慾的啟動基礎較弱，當氣血不足進一步發展為腎虛時，還可能伴隨不同程度的腎陰虛。

腎陰虛，就是身體的物質基礎不足，極度缺乏水液，其中就包括所有分泌物的減少，比如陰道分泌物少，陰道乾澀將直接影響性交的感受，而間接影響性慾。而且女性心思細密敏感，情緒、思慮等因素又分流了性慾所需的能量。

必須在補腎陰的基礎上補腎陽

既然性慾和「腎虛」有關，透過補腎藥就可以改善或增強性慾。然而，需要注意的是，透過正確的補腎方法增加的性慾，不應該只是讓你產生無法控制的衝動，而是要提高你產生衝動的能力，同時能夠控制這個衝動。否則，補腎藥可能會被過度使用，變成「春藥」。

「春藥」其實並不神祕，它就是中醫中的壯陽藥。對於一些陽虛嚴重的人來說，壯陽藥的目的不是單純提高性慾，而是治療疾病，改善陽虛體質，因為他們的陽氣過於虛弱。然而，歷史上確實有因為服用壯陽藥而早逝甚至暴亡的紀錄。這是因為那些吃春藥的人，本身並沒有陽虛，甚至本身處於陽亢狀態，若在這種情況下又補陽，就會造成「火勢過旺」，自然會引發「燒身」的災禍。

這又回到我多次強調的一個概念：補腎陽，必須建立在補腎陰的基礎上，在補足蠟燭本體的前提下才能挑亮火苗，否則，即便性慾有所恢復，也是竭澤而漁，飲鴆止渴的效果。

2
「微軟」是「腎虛」警報，提醒你節慾

一週幾次性生活比較好

每週性生活幾次才算正常？這個問題其實一直沒有定論，就像問每天應該睡幾小時一樣，評判的標準因人而異。精力充沛的人，有些人每天只需睡三、四個小時，而有些人則需睡10小時才覺得足夠。性生活頻率也類似，取決於個人的體質和身體的恢復程度。然而，中醫對此確實是特別講究，甚至有一說「一滴精十滴血」。至於這種說法是否科學，我舉個實例說明一下。

我認識一位中醫腫瘤專家，他曾在一次會議中提到一個經驗：當他用藥物悉心調整病人的狀態到十分良好時，每逢年節病人返家過節，年節過後再回到醫院，總會有幾位病人的病情加重。藥物按時服用，營養也沒有缺乏，為什麼病情會加重呢？經過仔細詢問，發現患者回家有了性生活，是性生活使得病情加重了。因此，中醫特別提倡「節慾」，這一說法也有其科學依據。

研究顯示，當女性體內脂肪低於10%時，身體的第一個節能措施就是停經。過去的紀錄顯示，女性運動員，尤其是職業選手，在訓練期間常常會沒有月經，她們因為每天進行大量運動，脂肪消耗過多，身體沒有多餘的能量來維持月經。當這些女性不再進行高強度的運動訓練，體重逐漸增加，只要體脂肪超過10%，月經通常會恢復正常，並能夠正常生育。

男性情況也是如此，當男性的身體遇到重病或損傷時，首先受到影響的就是睪丸的生精功能。當身體恢復之後，精子才會繼續產生。這正如我們前面所提到的，身體和生殖的關係，既像青山與柴草的關係，也像車輛與燃料的關係。

「微軟」是身體在自我保護

雖然所有生物的天職是繁衍後代，但這個天職必須建立在確保自身健康的前提下。如果繁衍與生存之間發生衝突，身體會為了生存而中斷繁衍。女性的停經和男性精子生成減少，就是這種暫停繁衍的結果。

由此可知，如果你在生病或身體虛弱時勉強從事性行為，就等於是在搶奪生命的資源。一般來說，這個資源很難能搶得過來。因此，身體不好的人，性功能往往也不會好。即使偶爾能夠獲得資源，仍可能出現如炎症反覆發作或癌症的發生，這些都可視為青山的倒塌。

從這個角度來看，當你遇到了男性性功能低下，也就是所謂的「微軟」，應該從另一個角度來理解。這些症狀很可能是身體在進行自我保護，至少可以提醒你——身體已經出現問題，並且不夠強健。在這種情況下，性生活的頻率應該減少，甚至需要加以節制。

「不反應期」是身體健康狀態的表現

大家都知道，男性在性交後會有「不反應期」，即在一次性交之後，無法立即對新的刺激做出反應。「不反應期」的長短可以從幾分鐘到幾天不等，這取決於年齡、精力、體力、以往性活動的頻率、刺激的方式以及男性對伴侶的情感親密程度等因素。

人們經常用不反應期的長短來衡量男性的性能力，這是有一定道理的。不反應期的存在是因為身體需要給自己留下喘息的空間。若不反應期越長，表示身體所需的休息時間也越長。這時如果勉為其難硬是帶槍上陣，就等於打破了身體的自我保護機制，這樣可能會對身體造成損傷。

《趙飛燕別傳》記載，漢成帝劉驁在吞下十粒「春藥」後，在龍床上顛鸞倒鳳。到了午夜，他卻陷入昏迷，直到天亮才逐漸甦醒。雖然勉強能夠下床，但在著裝時卻一頭栽倒在地，精液不斷湧出，瞬間氣絕身亡……這應該就是傳說中的「精盡人亡」吧。

漢成帝是西漢第十二位皇帝，自即位以來，他荒淫於酒色，導致外戚擅權，為後來王莽篡漢埋下禍根。由於他荒淫於酒色，最終只活了44歲。因為過度損傷了生命之根，他也成為中國歷史上第一位死於春藥的皇帝。這是他違背身體自然規律的結果。

其實，不光是男性，也不只是生殖問題，任何疾病絕大多數都發生在違反自然規律的基礎上。例如，女性的月經問題，許多人認為月經量少就是血瘀，因此服用大量活血化瘀的藥物。這可能會有兩種結果：一種是即使服用藥物，月經量仍然少；另一種是月經量雖然增加了，但人卻變得虛弱。

女性月經量少的情況，與男性的「不反應期」時間長實際上是相似的，都是身體的自我保護。因為身體沒有足夠的氣血來產生充足的經血，月經量才會減少。在這種情況下，如果強行活血，就像在病重時強行進行性生活一樣，是在與生命的「青山」搶奪資源。因此，「精盡」可能會加速人亡，這裡的精盡包括了性慾過度，甚至是女性過度活血所導致的出血。

以上事例至少提示了我們兩點。首先，節制性慾是必須的。其次，如果已經出現了「微軟」現象，或「不反應期」過長，這意味著身體的「餘糧」已經不足，此時正是補腎的時機。同時，必須了解如何不讓過亢的慾望對身體造成傷害，防止自己出現「人造腎虛」。

僅僅依靠意志力來節制是不夠的，因為很多人的亢奮慾望屬於病態，他們後來的障礙，就是從這種病態開始的。

年輕人應慎用知柏地黃丸

多年前，當我還是住院醫師時，我的老師告訴我們一個經驗：對於年輕人，尤其是剛結婚的人，應該慎用「知柏地黃丸」，因為知母和黃柏屬於苦寒之品，會直折陽氣。老師說，如果濫用這個方劑，可能會對年輕人造成嚴重的影響。

什麼是直折陽氣呢？其實就是對功能的過分抑制。但是，為什麼仍然會使用會直折陽氣的藥物呢？因為對於一些人來說，過度亢奮的慾望確實需要使用苦寒的藥物來進行抑制。

什麼情況下需要使用「知柏地黃丸」來抑制慾望呢？當患者自己無法克制慾望時，就需要使用這個方劑。這些患者可能年紀輕，舌苔紅潤，甚至手腳心也感覺到熱，冬天不願意在被子裡待著，顯示出明顯的虛火症狀。

臨床上有些病人的性生理需求非常明顯，常常難以自我控制，也不知道如何調節。他們大多因為嚴重的功能障礙而求診。如今回想，他們可能是性愛頻率過高或者是手淫頻繁，總之都是過度使用的情況。如果他們能夠早期使用「知柏地黃丸」這種抑制劑來維持正常的性生活頻率，可能就不會出現後續的早洩或陽痿問題。

那麼，究竟什麼樣的性生活頻率比較合適呢？這個答案因人而異。只需觀察自己與伴侶性生活後的體力變化。如果在房事隔日感到腰痠耳鳴、疲倦無力、腳軟等症狀，則表示次數可能過於頻繁。因為一旦出現這些症狀，便提示你已經腎虛。除了及時補腎填補虧空外，還需要節制欲望，避免讓身體持續虧空。

3

太油膩，太委屈，都會加重功能障礙

性功能障礙在傳統認知中，通常被認為是「虛」，身體不行在先，性功能不行在後。這種觀點是有其合理性的，因為生殖能力如同人體健康這座「青山」上的「柴草」，柴草要茂盛，必須依賴穩固的青山。

所以，從漢唐到明清，中醫的400多個用於治療陽痿和早洩的方劑中，補腎藥物占了高達82%。東漢時期的中醫經典《金匱要略》中，還曾經專門列出了「男子虛勞」一章，詳細說明了因「虛」而導致的性功能問題。此外，中醫一直認為「腎病無實」，意思是指中醫所說的腎相關疾病，沒有實性的，大多是虛性的。正因如此，透過補腎來改善和治療性功能障礙已成為多數人的共識。

但近來的研究發現，性功能障礙的患者中，純粹由腎虛所致的比例並不高，這一點在年輕人或病情初期尤為明顯。

如果過於急於補腎，往往會治錯方向。性功能障礙需要根據虛實來區分，一般來說，可以分為三種情況，而腎虛只是其中之一。有時，比腎虛更常見的還有「痰濕」和「肝鬱」，這兩者在治療時絕對不能單純進補。

痰濕

我們先來談談第一個問題——痰濕。

有位30歲的患者，因手淫過度而發現自己出現性功能障礙，十分焦慮。這位患者家庭富裕，外貌也不差，正值適婚年齡，急於治癒，於是四處尋找補藥，幾乎所有的參茸類藥材都嘗試過。然而，他的情況卻愈加嚴重；原本只是性功能障礙，後來卻伴隨出現消化功能障礙，完全失去食慾。除了每天強迫自己服用補藥，幾乎不進食，結果導致體重下降，情緒也越來越消沉。當他來就診時，醫生看到他的舌頭都驚訝了——舌面覆蓋著一層厚厚的白膩苔苔，舌苔下面是發紅的舌頭，這充分反映了他的病情，一半是因為虛，一半是因為濫補補出了痰濕。

虛是因為物質基礎不足，吃了補藥之後，「庫存」雖然補足了，但是因為補進去的東西太多，「出庫」的道路都被補品給堵住了。在這種情況下，必須先處理痰濕，否則無法有效解決性功能障礙問題。

痰濕型性功能障礙具有以下幾個特點：

除了性功能障礙，患者常常會有陰囊潮濕的情況，甚至伴隨濕疹。尿液呈現黃濁，尿後有餘瀝，或尿有臊氣。整體上，患者會感到身體疲倦，舌苔厚膩，口腔感覺乾黏，皮膚也油滋滋的，給人的感覺就是「油膩男」。

皮脂腺的分泌由雄性激素控制。如果雄性激素分泌過多或其受體特別敏感，會加劇雄性激素的作用，從而導致皮膚變得油膩。這類患者的性功能障礙並不是由於雄性激素缺乏，而是因為某些因素影響了雄性激素的正常作用，這就是中醫所稱的「痰濕」。

這類人通常有喝酒的習慣，喜歡吃油膩食物，或者因急於改善問題而服用大量補藥，甚至是酒泡的藥物，這就人為造成了痰濕。

中醫補腎的藥物，如鹿茸、熟地和各種鞭類，通常具有滋膩的特性。由於這些人的性功能障礙是因為身體的底子被掏空了，補腎就像是鞏固鬆動的地基，因此需要使用質地重且滋膩的藥物。然而，滋膩藥物確實難以消化。如果一個人的消化功能較弱，吃一次炸雞胃都會難受，若經常吃更會產生食積。這樣的消化能力若長期服用補腎藥物，就會產生痰濕，進而堵塞「庫存」的「出庫」通道，使性功能障礙更加嚴重。

肝鬱

除了痰濕，另一種更為常見的情況是由於社會壓力過大而引起的，這是情緒不佳所造成的結果。

著名的男科專家曾經進行過統計，發現性功能障礙中，情緒因素所致的占比最大，約67%。這些人的障礙，不是因為虛，而是因為「鬱」，這就是中醫所說的肝氣鬱，也被稱為「心因性陽痿」，是由心理因素引起的勃起功能障礙。

因為性這件事關乎隱私，所以，許多患者往往會偷偷處理，當問題無法解決且無法宣洩時，往往會造成肝鬱。在中醫概念中，「肝鬱」與情緒心理的關係最為密切。換句話說，這類型的性功能障礙並不是真虛，而是被嚇出來的，因為緊張而發生障礙。所以，這種障礙並不是每次都會出現，當情緒放鬆時，表現與正常人無異。這與由腎虛引起的障礙完全不同，腎虛所致的障礙無論如何刺激或改變環境，反應仍然不佳。

一聽到肝鬱，多數人會以為是女性才會發生，因為女性月經不調多與肝鬱有關。事實上，男性也可能受到肝鬱的影響。現代生活中，我們對自身的要求過高，有的是出於自我期望，有的則是因為生活壓力的迫使。不論是哪種情況，如果超出了實際能力範圍，往往會造成不同程度的勉強。

自身實力與目標之間的差距，雖然對人生的大局影響不大，但卻足以引發鬱悶。我們甚至可以這樣說：生活過得越好，越難以感到幸福。因為生活好意味著標準高，而且各種標準不斷出現，且各種標準不斷出現，每個標準都帶來一定的壓力，使人感到壓力重重，很多人不是直接被壓垮、壓塌的，而是先被龐大的壓力壓得心情鬱悶。鬱悶這把無形的利刃，不斷傷害人的身心，最終可能導致疾病纏身。

心理學研究顯示，在影響身體的幾種負面情緒中，內疚和後悔這類的自我否定對身體的傷害最大，甚至超過暴怒和悲傷。因為這種情緒不能外放，直接影響了身體的內分泌系統，而內分泌系統又會影響身體的各個方面，尤其在性功能和生殖問題上，與內分泌系統有密切關聯。

中醫的肝經是繞著生殖器官而循行的，所以，只要肝鬱導致肝經不能暢通，勢必影響性能力；而且，患者越是年輕、精神壓力大到出現障礙，一定要考慮到肝鬱問題。

這種因為肝鬱所導致的性功能障礙，通常早上的「晨勃」是正常的，至少大多數時間是正常的。這表明，問題不是器質性的，也不是結構性問題，而是功能性失調，甚至可能是暫時性的，這種失調的主要誘因就是肝鬱。

進補之前，先釐清痰濕和肝鬱

越是敏感的人，肝鬱的可能性就越高。如果根據一般認知，以為只要是性功能低下就是腎虛，就要補腎的話，這樣可能會使病情更為嚴重。

前面提到的痰濕型性功能障礙，如果用營養來做比喻，他們並不是真正缺乏營養，而是因為營養輸送的通道受阻。肝鬱也是類似情況，只不過堵住營養通道的因素不是痰濕，而是由於氣機不通所致。

「氣機」是中醫的術語，指的是身體各個機能運作的協調狀態。如果協調失常，就會導致「氣機不通」。若氣機失常時間過長，氣滯鬱結，可能會化熱。如果身體已經存在內熱，此時再進行補益，只會使內熱加重，情況更為嚴重。

許多人因為使用錯誤的治療方法而效果不彰，誤以為自己無法改善，這樣會導致情緒更加鬱悶，形成惡性循環，甚至產生絕望的情況……其實，只要找到問題的關鍵，解除肝鬱問題，就能以事半功倍的方式解決問題。

所以，性功能障礙未必都是因為虛，也未必都能補。在進行補益之前，應先釐清是否存在痰濕或肝鬱這兩種不能通過補腎來解決的情況，否則會越補越嚴重。

4
去油膩，好心情，就是最好的壯陽

改善性功能障礙，不能全靠補腎，透過去除油膩，保持好心情，也能讓不吃補藥的你恢復強健。

不補之中是真補

有些性功能障礙的人，體質的確是虛弱的，確實需要補虛，但補之前必須確認身體內是否有「路障」存在，因此不能隨便補。所謂的「路障」，就是中醫所說的「痰濕」。在補之前，一定要先把痰濕清理乾淨，否則就會產生中醫所謂的「閉門留寇」現象——盜匪（指痰濕邪氣）被誤關在體內，會在身體裡作亂，反而加重性功能障礙的情況。

所以，在準備服用補腎藥之前，必須先觀察舌苔。如果舌苔厚膩，甚至伴隨陰囊濕熱、小便發黃且氣味特別重，並感覺身體困重，這就是較為嚴重的痰濕徵象。此時，應先使用具有清熱利濕作用的方劑來清理體內的濕熱。常用的藥方有「二陳丸（湯）」加「二妙丸（散）」。

「二陳丸」是用於燥濕的，尤其針對中焦的濕邪，能幫助患者增強胃腸的吸收和消化功能。如果「二陳丸」的效果仍不夠顯著，還可以使用「龍膽瀉肝湯」，其祛濕效果更強，且能兼顧下焦，特別適用於患者口苦嚴重的情況。當患者服用後感覺口中不再覺得苦時，即可停止使用，因為這類苦寒藥不宜長期服用。

至於「二妙丸」，主要側重於清利下焦的濕熱，能促使濕熱通過小便代謝排出。其實，還有一個更加全面的處方「四妙散（丸）」，其中增加了薏苡仁和牛膝。因此，患者在服用「二陳丸」和「二妙丸」的同時，可以使用薏苡仁熬粥，這與我們現代常用的紅豆薏仁粥祛濕的效果有異曲同工之妙。

二陳湯（出自《太平惠民和劑局方》）

組成：半夏、橘紅、茯苓、甘草

功效：燥濕化痰，理氣和中

二妙丸（出自《丹溪心法》）

組成：黃柏、蒼朮

功效：清熱燥濕

但要注意，其中的薏苡仁一定是炒製過的，因為生薏苡仁是寒性的，可能會加重體內的濕氣。購買生薏苡仁後，應先用不沾鍋以小火炒製3至5分鐘，待其顏色變為微黃後，再與紅豆一起煮粥。炒過的薏苡仁才能夠祛濕。紅豆薏仁粥與上述兩個方劑配合使用，大約一週左右，舌苔即可清理乾淨，此時便可開始進行補腎調理。

我們甚至可以說，這兩個方劑是所有人在進補之前的「開路藥」。脾胃虛弱的人在進補前，使用「二陳丸」即可；而當虛損波及性和生殖系統時，則需使用「二妙丸」來清理下焦的痰濕。

有些痰濕型的性功能障礙患者，僅靠此方就能恢復雄風，根本無需動用補腎方藥。因為他們性功能障礙的原因是痰濕阻塞，而非腎虧。化痰祛濕的過程就如同在為庫存「出庫」時清理路障，這就是中醫所說的「不補之中有真補存焉」——意思是說，雖然沒有使用補藥，但所獲得的效果卻與服用補藥相同。對這類患者而言，別人的清熱祛濕藥就是他們的補藥。這大概就是「彼之砒霜，我之飴糖」的典型範例。

以上是針對已經出現性功能障礙患者的治療方案。但然而，許多人雖然目前性功能正常，但已經成為性功能障礙的「高危險群」。這些人是指哪些呢？多數為體重過重，或血糖、血脂偏高的人，他們在真正發生障礙之前，已經出現「晨勃」不足的現象。

「晨勃」是男性正常的生理反應，早上醒來時陰莖會自然勃起。隨著年齡增長或疾病因素，勃起的頻率會減少。肥胖的人多半伴隨血糖、血脂偏高的問題，這些狀況會影響生殖器官局部的神經反射和血管供血。這些病症患者多半有痰濕問題，晨勃減少可能是痰濕壅塞所致，因此，應儘快祛濕。

此外，除了前述的清熱利濕藥物，生活方式的調整也很重要，其中一項就是少喝酒，包括藥酒。許多人誤以為飲用泡有壯陽藥的藥酒能治療性功能障礙，因此每天勉強自己飲用。然而，不僅藥酒中的藥物可能生濕，高濃度的酒精本身也會加重濕氣。

可能有人會問，中醫不是以酒入藥嗎？的確，「醫」字的下面有個「酉」，代表的正是酒的意思。而中醫治療心絞痛的一個漢代名方，就叫「瓜蔞薤白白酒湯」，其中的白酒便是一味藥材。

但別忘了，中國自古以來是農耕民族，元代以前人們飲用的多是低濃度的酒，甚至類似我們現在喝的米酒或黃酒。因為蒸餾技術是在元代之後才傳入中國，從此才有了高濃度的烈酒。低濃度的酒能保留糧食的特質，不至於使人體生濕，甚至還能健脾暖胃。因此，在早期的中醫典籍中，這類酒才會被用於入藥。

然而，目前用來泡壯陽藥的多是高濃度烈酒。高濃度烈酒具有興奮神經的效果，雖然可能一時能激發性功能，但很快就會加速身體的耗竭。若想依賴這種方法振奮雄風，無疑是飲鴆止渴。

那麼，藥酒適合什麼樣的人呢？除了性功能障礙的患者，還包括那些特別怕冷、未老先衰情況嚴重的人。他們不僅身體的庫存不足，而且連使用庫存的能力也喪失了。此時，可以考慮借助藥物泡酒來改善狀況。

男性肝鬱也可以吃點逍遙丸

除了痰濕，還有一種情況是無論怎麼進補都無法見效，那就是肝鬱。肝鬱指的是營養的通路被氣滯所阻塞。

我曾經遇到一位特別愛面子的男病人，他在單位中是唯一一個沒有上過大學的職員，但他非常聰明，比任何人都敏感。有一次，公司召開全員大會，領導在會上批評了他所負責的部門。儘管會後他仍像平常一樣表現得若無其事，但幾天後他來找我，說總覺得嗓子那裡有個東西堵著，既無法吞嚥也無法吐出，但吃飯喝水卻沒有任何障礙，而且胃口全無，很快就消瘦了，他擔心自己得了食道癌。

其實，他並沒有癌症，而是典型的肝鬱氣滯。喉嚨中的異物感，中醫稱為「梅核氣」，這是咽部神經官能症，是一種由壓力引起的自律神經失調，失調的神經給大腦造成了錯覺。

我建議他先服用幾天的「逍遙丸（散）」，如果症狀仍未改善，再去做食道內視鏡檢查。他覺得很奇怪，認為「逍遙丸」是女生吃的藥。但在他服用這款被他誤認為婦科藥的「逍遙丸」三天後，異物感就消失了。

他的這種情況，很多男性都會遇到，特別是那些壓力大的人。只是，每個人的表現方式不同，有人會出現像這種咽喉異物感，有人可能會有胃反酸（胃食道逆流），也有的人可能會面臨性功能障礙，甚至有的人則可能會出現吃了就拉肚子的情況。

我見過一位高階主管，他越是緊張就越容易腹瀉，越擔心自己會腹瀉，情況就越加嚴重。因此，每次他參加應酬時，都會選擇離廁所最近的包廂，以便隨時方便使用廁所。

雖然這些人的病症各異，但最終都能靠「逍遙丸」作為基礎藥方來治療。由於他們的壓力過大，無法達到放鬆的狀態，因此，只要能及時解除鬱悶，不僅這些奇怪的病症會減輕，也不會因為情緒抑鬱而影響性功能。中醫所謂的「疏肝解鬱」，其實就是在內分泌即將失衡的瞬間，透過調整情緒來恢復平衡。

什麼時候適合使用「逍遙丸」呢？除了性功能障礙外，它也適用於沒什麼性慾、缺乏激情，經常感到憂愁、胸悶，總是想嘆氣等情況。這時候，先別忙著進補，而是要趕緊解憂。

「逍遙丸」有兩種，一種是「逍遙丸」，另一種是「加味逍遙丸」。後者是在「逍遙丸」的基礎上增加了具有清熱作用的丹皮和梔子。它更適合那些長期鬱悶後，出現上火症狀（如口乾、口渴、大便乾燥等）的人，這些都是鬱久化火的結果。這個藥既能紓解鬱滯，又能清除內熱。對於因肝鬱而性功能不振的男性而言，這個常用於女性的方劑，有時候能有如壯陽藥一樣的效果。

逍遙散（出自《太平惠民和劑局方》）

組成：柴胡、當歸、白芍、白朮、茯苓、甘草、生薑、薄荷

功效：疏肝解鬱，健脾養血

營養充足，但仍然出現性功能障礙的人來說，首要任務是清除體內的障礙物，讓需要排出的物質不會因為經絡不暢

而滯留。因此，第一步不是尋找補藥，而是應該先透過清理痰濕、紓解鬱悶，讓氣血運行的道路暢達。這些藥物的費用遠低於補腎藥，但在治療這類性功能障礙方面卻常常能顯示出更為顯著的效果。

5

哪些因素會影響你的雄風？

現代男性性功能障礙的情況日益增多，有多項研究顯示，男性精子的數量正在逐漸減少。其實，這也是人類進化的一個結果，因為我們不再需要以「廣種薄收」的繁殖方式來確保物種的延續，精子的減少是人類自我調整的一種表現。

此外，因進化的原因，體虛的人越來越多，且人們越來越虛，前文曾提到，虛正是我們長壽的代價，人類以虛這樣細水長流的方式換取更長的壽命。這個虛包括了體質，也包括了生殖能力。因此，性功能障礙的發生，也可以從進化的角度進行思考。

生活環境的壓力使我們變虛，生殖能力首當其衝，因為相較於身體的其他功能，繁殖是次要的。我們的身體隨時都在面臨「棄車保帥」的選擇。在這樣的背景下，我們更該明白哪些因素會增加性功能障礙的風險，影響你的雄風。

肥胖

第一個因素就是肥胖。

男性的脂肪主要分布在腹部，即俗稱的「內臟脂肪」，這與女性脂肪多分布於臀部和大腿的「皮下脂肪」不同。因此，男性一旦肥胖，腹部脂肪增加，容易形成所謂的「啤酒肚」或「中廣」身材。

男性的雄風與雄性激素密切相關，而雄性激素主要由睪丸分泌。隨著腹部脂肪的增多，雄性激素的分泌會逐漸減少。這是因為雄性激素可以在脂肪中轉化為雌激素，一旦雌激素濃度上升，男性的射精量會減少，精液中的精子數量也會降低。此外，肥胖男性的陰囊周圍通常會堆積大量脂肪，這會使睪丸局部溫度升高，可能導致精子DNA的損傷。

總之，肥胖是男性雄風的主要敵人！

這個問題，中醫早在東漢時期就已經注意到了。成書於東漢的《金匱要略》中描述了一類人：「夫尊榮人，骨弱，肌膚盛。重因疲勞，汗出，臥不時動搖，加被微風，遂得之。」這類人身體肥胖、肉質鬆弛，一點都不精壯，容易感到疲勞和出汗，而且稍微受風吹就容易感冒。之所以稱為「尊榮人」，是因為他們大多是好逸惡勞、養尊處優者。這種體質的男性雄風也容易受到影響。

人體的肌肉細胞中含有粒線體，粒線體是一種將脂肪轉化為能量的結構。當肌肉量不足時，粒線體數量也會減少，這樣脂肪的燃燒就會相對減少。過多的雄性激素會轉化為雌激素，因此這種人多半會有「白白胖胖」的體型，甚至出現「女相」，這是雌激素的作用所致。脂肪燃燒減少，能量就相對不足，人體的各項功能都依賴能量來維持，這樣會導致功能不足。因此，這種人就是一邊胖著一邊虛著，包括性功能障礙之虛。而這種尊榮狀態，在生活水準越來越高的現代已成為一種常態，這也難怪有不少男性會出現雄風不振的情況。

想要重振雄風，就需要「增肌」和「減脂」。需要注意的是，必須在增肌的前提下進行減脂。如果僅僅依賴節食來減肥，只會降低代謝率，一旦稍微多吃一點，體重很容易反彈回去。

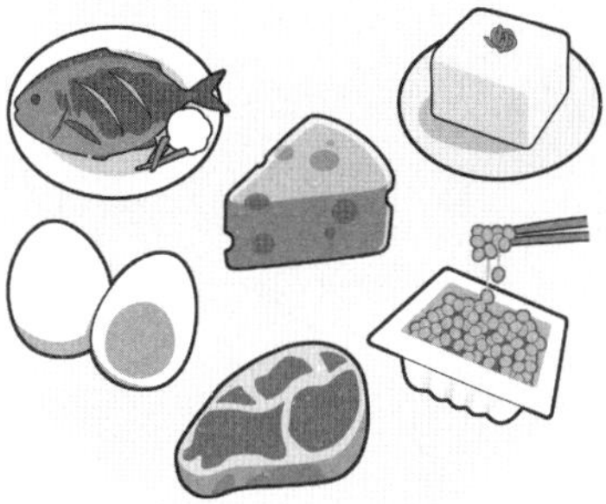

要增肌，必須做到兩件事：確保飲食中有足夠的蛋白質，並每天進行運動。

成年人每天所需的蛋白質量為體重（kg）×1.16（g）[1]。例如，一個體重60公斤的人，每天的蛋白質需求量

---

1 編註：台灣衛生福利部「國人膳食營養素參考攝取量」第八版之蛋白質建議量為：成人每公斤體重，需蛋白質 1.1 公克，70 歲以上老人則是每公斤體重 1.2 公克蛋白質。

約為70公克。除了每天攝取足夠的蛋白質外，也要減少高糖和高脂肪食物的攝取，這樣才能打造精壯的身體。

至於運動，每天至少應進行30至40分鐘的快走或慢跑，這是基本的運動量。可以同時做一些增肌運動，例如舉啞鈴，以加強手臂和胸背的肌肉。在做這些運動時，最好能達到輕微的肌肉痠痛感，這樣才代表肌肉有得到充分的鍛鍊。此外，還需搭配足夠的蛋白質飲食，才能有效增肌[2]。

心思過重

第二種誘發性功能障礙的原因是：心思重，心事過多。這類人的性功能不足，其實是「想」出來的。

統計顯示，「心因性勃起功能障礙」約占性功能障礙總數的85%至90%，是最常見的性功能障礙疾病。從檢查中可以發現，這些人並沒有引起性功能障礙的器質性疾病，甚至在一些性行為以外的情況下，例如在睡夢中、觀看色情書籍或影片、膀胱充滿尿液時，或是自慰時，陰莖卻能正常勃起。他們的障礙，大多是由於各種心理因素干擾了大腦的性衝動中樞，甚至有特定因素導致性功能障礙的誘發，就是我們所說的「心結」。心思重的人容易有這些問題。

心思重的人往往比較內向，心裡的煩惱總是憋著不說，

2 編註：運動健身族的蛋白質量可以增加至每公斤體重 1.5-1.7 公克。

這就容易形成中醫所說的肝鬱。由於肝經繞行在會陰、性器官周圍，所以會導致相關功能的失常。雖然不是所有的肝鬱都會演變成性功能障礙，但若在障礙發生之前，已經有咽喉部的異物感，或是一緊張就肚子疼想跑廁所，這些都是屬於肝鬱導致的過度敏感現象。這類體質的人也需要注意防範性功能障礙的發生。婦科用藥的「逍遙丸」或「加味逍遙丸」，非常適合這類體質的男性調養，因為只有心情放鬆了，身體才能自在揮灑。

用腦過度

其三，過度用腦。長時間的冥思苦想或高強度的腦力工作，都會傷腎。

腦為髓之海，腎主生髓，也與生殖有關。過度用腦實際上是在消耗髓海，這將直接或間接導致「腎虛」。

許多人長時間伏案工作或讀書，集中注意力後久坐不動，當站起來時常會覺得腰間酸痠疼，這與腰肌勞損以及腰部的骨頭不能承重有關。中醫稱「腰為腎之府」，因為腎是主骨的。過度用腦導致腎虛，腎虛時腰腿痠軟就是骨頭被掏空的結果。已有研究顯示，腎虛時骨密度會下降，痠軟感就是骨密度降低的表現。即便補充鈣質，如果不改善腎虛狀態，骨密度也無法有效提高，腰痠腿軟的問題仍然存在。

雖然並非所有因用腦過度而出現的患者都有性功能障礙，但適當服用一些補腎藥對於預防由用腦過度所造成的腎虛仍然有幫助。例如，「六味地黃丸」、「左歸丸」和「五子衍宗丸」等中藥，還有食物中的堅果，如核桃。這些堅果是植物能量最為集中的種子，將它們納入飲食，就像給大樹的樹根施肥，而且施的還是濃縮肥。這些藥方和食療不僅能健腦，還能改善性功能障礙。

6
市面上的補腎藥你該怎麼吃？

市面上有很多補腎藥，甚至還有專賣參茸的櫃位，匯集了各種高檔補腎藥。面對這麼多選擇，該如何挑選呢？

首先，要分清楚究竟是要補腎陰還是補腎陽。對於中醫的陰陽概念，多數人認為腎陰和腎陽是相對的，所以不能吃錯，否則就會加重病情。然而，這種理解並不完全正確。

中醫的陰陽涵蓋的內容非常廣泛，除了對立，兩者也互為因果。如果我們將生命比作一根燃燒的蠟燭，腎陰是蠟燭，腎陽是火苗。從這個角度來看，要強壯腎陽，火苗旺盛，必須在補足蠟燭的前提下，才能挑亮火苗，否則就是竭澤而漁。因此，可以說，沒有以補腎陰為基礎的補腎陽是非常危險的。補陽的同時，通常也需要補陰。接下來，我們來分別介紹補腎陰和補腎陽的常見方劑[3]。

---

3 編註：本書的方劑大多依照中國大陸中成藥藥典，且在藥房就能夠買到，與台灣不太一樣。部分藥物尚未在台灣上市，因此，處方名稱部分，本書另標註正確方劑劑型。另外，衛生福利部也呼籲民眾：有病應找合格醫師，服用合法製藥廠所製造之中藥；

（1）補腎陰

六味地黃丸

主要成分：熟地黃、山茱萸、山藥、澤瀉、牡丹皮、茯苓。

主教功效：用於腎陰虧虛導致的頭暈耳鳴，腰膝痠軟，骨蒸潮熱，盜汗遺精，消渴。

六味地黃丸是補腎陰的代表方劑，中醫依此基礎方劑發展出一系列「地黃丸」的變化方。

六味地黃丸最初是一種兒科用藥，用於治療早產、發育遲緩的孩子，這是一個宋代流傳下來的名方。因為腎是「先天之本」，孩子初生時就像大樹剛生根時一般，樹根還不夠穩固，是腎虛的狀態，若先天發育不良的孩子更容易出現腎虛，因此需要進行補腎。

由此可見，六味地黃丸的藥性非常平和，否則不可能給孩子吃。它適合日常保養，甚至在沒有明顯「腎虛」症狀的情況下，也可以服用。如果自覺身體消耗過度，或者在40、

不購買非醫療場所及來源不明之藥品；海外旅遊亦不購買非當地衛生主管機關核准之藥品；遇有非法來源之藥品，也請檢具相關販售來源資料，向地方衛生主管機關檢舉。

50歲後出現不同程度或不同部位的「腎虛」症狀，這時及時補腎，能有效防止損失擴大化。

例如，對於慢性肝炎、慢性胃炎、食道炎等慢性炎症，以及關節炎、肩周炎、腰椎間盤的舊疾，只要這些部位經常感到發冷怕冷，且遇冷症狀會加重，服用六味地黃丸都是適合的。

杞菊地黃丸

主要成分：枸杞子、菊花、熟地黃、山茱萸、牡丹皮、山藥、茯苓、澤瀉。

主教功效：用於肝腎陰虧，眩暈耳鳴，羞明畏光，迎風流淚，視物昏花。

杞菊地黃丸是地黃丸系列之一，其藥性也相當平和。當患者已經出現腎虛症狀，且症狀主要表現在眼睛，尤其適合那些用腦過度、用眼過度的人，眼睛容易乾澀、視物模糊，或者是在陰虛的同時有頭部昏朦感。任何過度使用身體的行為都可能導致局部的虛損，這正是一個例子。現代人使用手機和電腦過於頻繁，很容易引發眼部的局部陰虛，這時就很適合使用「杞菊地黃丸」。

麥味地黃丸

主要成分：麥冬、生地黃、茯苓、五味子、鬱金、白芍、烏藥、丹皮、澤瀉、山茱萸、山藥、當歸。

主教功效：用於腎陰不足，火爍肺金，喘咳勞熱，或有鼻衄，鼻淵。

麥味地黃丸是在六味地黃丸的基礎上，加了麥冬和五味子。麥冬有「補陰開源」的作用，五味子則以「收斂節流」來平衡。這個方劑主要治療像林黛玉那樣的久咳致虛，也就是因為呼吸道慢性感染而導致的「腎虛」。

此方適用於各類消耗性疾病引起的虧損，包括甲狀腺機能亢進、糖尿病、肺結核等。只要有肺經問題，如乾咳、盜汗、嗓子乾啞，即便沒有這類明確的疾病消耗，可能因更年期或者心理壓力太大，都可能導致暗耗地基，而且從肺經這個薄弱的環境作為破口。此時患者的舌頭往往沒有舌苔，舌質柔嫩，這就是適合試用「麥味地黃丸」的體徵。

知柏地黃丸

主要成分：知母、熟地黃、黃柏、山茱萸、山藥、牡丹皮、茯苓、澤瀉。

主教功效：用於陰虛火旺，潮熱盜汗，口乾咽痛，耳鳴遺精，小便短赤。

知柏地黃丸是在六味地黃丸的基礎上加入了知母和黃柏，這是「六味地黃」系列中藥性較為強烈的一個方劑。前文提到，這個處方主要針對慾望過於亢奮的情況。年輕人若性慾衝動過分強烈是需要注意的。如果已經無法自我控制，甚至每天都只想著這件事，就必須藉助藥物調節，否則就會如同蠟燭燃燒過快，蠟燭越燒越細。知柏地黃丸可以有效減緩過旺的「火氣」，幫助節省能量，使身體保持平衡。

但這個方劑並不僅僅針對性慾亢奮的問題，即使是女性，如果出現明顯的手腳心熱、盜汗、身體偏瘦，口乾渴明顯，且舌質偏紅而瘦薄，這些症狀都意味著體內有較重的虛火，這時就需要使用能夠清熱去火、入腎經的藥物來調理。

但要注意，這個藥不能長期服用，因為知母和黃柏性味苦寒，久服會傷害脾胃。一旦覺得慾望衝動不那麼強烈了，舌頭不再那麼紅、盜汗減輕，就應該減量或停止服用。否則，如我老師所說，久服會導致整個人被過度抑制，變得沒衝動、沒活力。如果一個人已經因為消耗過度，障礙嚴重，且特別怕冷，屬於典型的腎陽虛狀態，當體內的火力不足時，「知柏地黃丸」就絕對不能再使用，否則那僅存的一點火力也會被完全撲滅。

如果說補腎陰和補腎陽的方藥，絕對不能弄錯，主要就是指這個方劑，因為它的藥性偏寒涼，而像六味地黃丸、麥味地黃丸、杞菊地黃丸等方劑，藥性多數是平和偏溫的。「知柏地黃丸」是補腎藥中唯一性質偏涼的，所以服用時一定要有「熱象」。什麼意思呢？就是會有手腳心發熱、盜汗、消瘦，容易口渴、口乾等症狀，並且經常難以按捺過度敏感的性衝動，這個方劑能幫助你「煞煞車」。

左歸丸

主要成分：熟地黃、山藥、枸杞、山茱萸、川牛膝、菟絲子、鹿角膠、龜板膠。

主教功效：用於真陰不足的虛熱往來，自汗盜汗，眼花耳聾，口燥舌乾，腰痠腿軟。

左歸丸是補腎陰的重劑，它在六味地黃丸的基礎上，加入了龜板、鹿角膠等滋補之品，能峻補精髓，其補陰的效果比六味地黃丸系列更為強烈。

曾經有一位因年輕時縱慾過度、不到40歲就出現性功能障礙的病人。在他52歲時，腎虛已經嚴重到除了性功能障礙外，平時無法久站，站幾分鐘就會感到腰痠腿軟，這是典型的「腎虛」表現，顯示骨頭承受能力下降。

中醫講腎主骨，腎虛時腿軟腰痠是必然的。他的情況嚴重到無法長時間站立，可見腎虛的程度。雖然「左歸丸」並未完全恢復他的性功能，但腿部的虛軟情況很快好轉，他也能重新進行工作和勞動。

我們常說，身體感覺像被掏空，這種說法用來形容腎虛的情況非常準確。腎虛就像是身體的根基不穩了，骨骼被掏空，用現代醫學的語言來說，就是骨質疏鬆。許多人認為這是因為缺鈣，但這位病患曾經長期服用鈣片卻沒有任何效果。這是因為僅僅補充鈣就像只是準備磚瓦，磚瓦再多如果沒有砌牆，沒有鞏固地基，骨骼依然會疏鬆不穩。而這個砌牆和強化地基的能力，就是中醫的補腎藥物提供的，其中「左歸丸」就是其一。

大補陰丸

主要成分：熟地黃、知母、黃柏、龜板、豬脊髓。

主要功效：用於陰虛火旺，潮熱盜汗，咳嗽咯血，耳鳴遺精。

大補陰丸這個方劑有兩個主要目的：一方面是大劑補陰，因此使用了熟地黃、龜板和豬脊髓來鞏固基礎；另一方面是清虛火，以減少過度的能量消耗，因此加入了黃柏和知母。

整個方劑雖然藥物數量不多，但其效果卻不容小覷，展現出大開大合的組方風格。它適合用於陰虛嚴重且虛火同樣明顯的病患，可以視為「知柏地黃丸」的加強版。由於龜板和豬脊髓的加入，使其比單純的植物補腎藥更能深入補益。因此，當陰虛火旺明顯，伴隨潮熱、盜汗、耳鳴和遺精等生殖系統問題，或是久病消耗造成虛火明顯、虛弱明顯時，這個方劑尤其適用。

河車大造丸（大造丸）

主要成分：紫河車、熟地黃、天冬、麥冬、杜仲、牛膝、黃柏、龜板。

主教功效：用於肺腎兩虧，虛勞咳嗽，骨蒸潮熱，盜汗遺精，腰膝痠軟。

「河車大造丸」也是補陰重劑，與「大補陰丸」類似，它也加入了動物類藥材，像是紫河車（即胎盤），並配合熟地黃、天冬、麥冬、杜仲、牛膝、黃柏、龜板等成分，主要用於治療腎陰虛伴隨虛火旺盛的情況。

此方與「大補陰丸」的區別在於，它除了治療腎陰虛所引起的潮熱、盜汗、耳鳴、遺精等症狀外，還特別針對明顯的腰膝痠軟問題。這是因為方中使用了牛膝，牛膝在此方中起到了引經藥的作用，能引導眾藥的藥力作用於腰膝。

石斛夜光丸

主要成分：石斛、人參、山藥、茯苓、甘草、肉蓯蓉、枸杞子、菟絲子、生地黃、熟地黃、五味子、天冬、麥冬、苦杏仁、防風、川芎、枳殼、黃連、牛膝、菊花、蒺藜、青葙子、決明子、水牛角濃縮粉、羚羊角。

主教功效：用於肝腎兩虧，陰虛火旺導致的白內障、目暗，視物昏花。

「石斛夜光丸」是借助入腎經補腎陰的石斛，引領補氣養血同時補腎陰的藥物，專門治療眼部疾患。它適用於由用眼過度或「乾燥症候群」引起的嚴重眼睛乾澀，也對一些眼睛的疑難病症，如黃斑部病變，有良好的療效。如果患者選擇中醫治療，這個方劑常常被用來幫助改善。雖然不可能立即恢復視力，但透過補腎，可以減緩眼疾的進展，相較於「杞菊地黃丸」，其緩解視力疲勞的效果更為明顯。

二至丸

主要成分：女貞子，旱蓮草。

主教功效：用於肝腎陰虛導致的口苦咽乾，頭昏眼花，失眠多夢，腰膝痠軟，下肢痿軟，遺精，早年白髮等。

「二至丸」可以算是中醫界的烏髮養髮專方。女貞子在《神農本草經》中被列為「上品」，李時珍稱其為「上品無毒妙藥」；旱蓮草則在唐代被列入國家藥典，李時珍描述其功效為「烏髭髮，益腎陰」。

「二至丸」的名字來源於採藥的季節：女貞子在「冬至」前後採收，旱蓮草則在「夏至」前後採收。「冬至，一陽初動」，「夏至，陰氣微降」，此時採集的藥材能獲得四季初生之陰陽，對於補益「先天之本」的腎有其獨特之處。李時珍在《本草綱目》中引明代醫家楊起的《簡便方》形容道：「久服可使髮白再黑，返老還童。」

它的治療範圍遠比僅僅烏髮要廣泛，只要是腎陰虛引起的口苦、口乾、頭目眩暈、視物昏花、腰痠背痛、失眠多夢、遺精、體倦、下肢痿軟等症狀，都可以使用。現在臨床上，常用於治療陰虛型高血壓和神經衰弱所致的頭暈、頭痛。

(2) 補腎陽

金匱腎氣丸

主要成分：地黃、山藥、山茱萸、茯苓、牡丹皮、澤瀉、桂枝、附子、牛膝、車前子[4]。

主教功效：用於腎虛水腫，腰膝痠軟，小便不利，畏寒肢冷。

「金匱腎氣丸」是在「六味地黃丸」的基礎上，加入了補腎陽的肉桂、附子等藥物。這個方劑最常用於治療的症狀包括：腰腿特別怕冷，甚至因陽虛而出現浮腫情形。由於腰腿是全身承重最大的部位，對虛的感覺最敏感，痠軟多是陰虛，怕冷多是陽虛。

桂附地黃丸

主要成分：肉桂、附子、熟地黃、山茱萸、牡丹皮、山藥、茯苓、澤瀉。

主教功效：用於腎陽不足，腰膝痿冷，小便不利或反多，痰飲喘咳。

桂附地黃丸與金匱腎氣丸相似，但藥物成分略有不同，這也使它們的功效有所區別。桂附地黃丸在溫補腎陽方面的效果更強，而金匱腎氣丸在補腎陽方面的效果較弱，但其行氣利水的效果優於桂附地黃丸。

桂附地黃丸主要適用於腎陽不足且寒象明顯的患者；而

4 編註：古方之「金匱腎氣丸」出自《金匱要略》，其組成沒有牛膝、車前子。

金匱腎氣丸則適用於腎氣不足、小便不利、水腫以及寒象不明顯的患者。

右歸丸

主要成分：熟地黃、附子、肉桂、山藥、山茱萸、菟絲子、鹿角膠、枸杞子、當歸、杜仲。

主教功效：用於腎陽不足，命門火衰導致的腰膝酸冷，精神不振，怯寒畏冷，陽痿遺精，大便溏薄，尿頻而清。

「右歸丸」是與「左歸丸」相對的方劑。在「左歸丸」這個重劑補陰的基礎上，「右歸丸」加入了肉桂和附子這些溫熱的補陽藥，因此適用於陽虛嚴重、腰腿特別怕冷的情況。

補腎陽的藥物中，有許多動物性藥材，如鹿茸、鹿鞭、海狗腎、鹿角膠等。在中醫中，這些被稱為「血肉有情之品」，因為和人類的物種的距離比植物藥近，補益的時候更容易被人體吸收。而且，這些動物類補腎藥一般都具有陰陽雙補的特點，能補腎陰並促進陽氣，使火苗更旺，因此它們的藥性通常偏溫。

這就帶來一個問題，雖然是補陰的藥方最適合的還是軟、冷兼備，至少不能有熱象。如果一個人同時有虛症且怕熱，這種情況在年輕人中較為常見，不是有內熱，就是有痰濕。這時，像鹿茸這類動物性藥物就不宜使用，否則容易犯下「閉門留寇」的錯誤，這也是我之前提到的。

所以，含有鹿茸等動物類藥材的方劑，更適合年紀較大的患者，或者那些虛損純粹且沒有上火現象的人。此外，應從小劑量開始使用，逐漸增加劑量，一旦出現上火現象應立即停用，否則會消耗腎陰，進而加重陰虛的情況。

五子衍宗丸

主要成分：枸杞子、菟絲子、覆盆子、五味子、車前子。

主教功效：用於腎虛精虧所致的陽痿不育、遺精早洩、腰痛、尿後餘瀝。

這個方劑使用了五種種子藥，因為種子是植物能量最集中的部位，中醫認為它們可以用來補充身體最重要但最容易被忽視的部分，從而幫助身體恢復生精的能力。

這個方劑非常平和，適合用作預防藥物。年過四十，有消耗問題，或已經出現夜尿多的情況，不論男女皆可使用。如果有早洩或滑精的問題，也可以長期服用。此方適合輕症患者，或在使用力量較大的藥物改善後的維持用藥。

金鎖固精丸

主要成分：沙苑子、芡實、蓮子、蓮鬚、龍骨、牡蠣。
主教功效：用於腎虛不固，遺精滑泄，神疲乏力，四肢痠軟，腰痛耳鳴。

「金鎖固精丸」的收斂作用比「五子衍宗丸」還要強，適用於防止身體的各種「滴漏」問題。它可以視為「五子衍宗丸」的「加強版」，主要用於因腎虛引起的性功能障礙。此方中並沒有太多「開源」的藥物，重點在於「節流」，透過減少「滴漏」來留住「庫存」。

鎖陽固精丸

主要成分：鎖陽、肉蓯蓉、巴戟天、補骨脂、菟絲子、杜仲炭、八角茴香、韭菜子、芡實、蓮子、蓮鬚、牡蠣、龍骨、鹿角霜、熟地黃、山茱萸、牡丹皮、山藥、茯苓、澤瀉、知母、黃柏、牛膝[5]。
主教功效：用於腎虛滑精，腰膝痠軟，眩暈耳鳴，四肢無力。

---

5 編註：此方成分為中國大陸中成藥配方。

「鎖陽固精丸」含有多種補藥，甚至使用了鹿角膠等動物藥，不僅對精關進行嚴密保護，還透過補腎來增強精氣，相當於「左歸丸」和「金鎖固精丸」的結合。其「開源」的效果比「金鎖固精丸」更強。

在中醫臨床中，「五子衍宗丸」常與「鎖陽固精丸」搭配使用，一方主內，一方主外，雙管齊下，能有效防止生殖精液的外流。

四神丸

主要成分：肉豆蔻、補骨脂、五味子、吳茱萸、大棗。

主教功效：用於腎陽不足所致的五更溏瀉，食少不化，久瀉不止，面黃肢冷。

「四神丸」主要用於治療「五更瀉」，即清晨五更前後頻繁排便的患者。此時是人體陽氣最虛弱的時候，如果這個人腎陽已經很虛，這個時候的陽氣更虛，自然更難以控制排便，會出現起床即瀉，且大便不臭，身體感到寒冷的情況。這就是「四神丸」的典型適應症。

有些患者可能並非僅在清晨排便，而是整天多次排便，每次大便不成形，也沒有異臭。如果使用了「人參健脾丸」或「香砂六君子丸」等藥方後仍無法控制，這時可以考慮加用「四神丸」，通常合用馬上就能見效。因為腹瀉、大便不成形且排泄物不臭，多是脾虛所致，脾虛日久必定殃及腎，所以必須借助補腎藥，才能把腹瀉止住。

黑錫丹

主要成分：黑錫、硫黃、川楝子、胡蘆巴、木香、附子、肉豆蔻、補骨脂、沉香、小茴香、陽起石、肉桂。

主教功效：用於真元虧憊，上盛下虛導致的痰壅氣喘，胸腹冷痛。

「黑錫丹」可視為補腎陽的「終極藥」，在補腎方劑中，幾乎沒有比它更熱、補腎陽更強的藥物了。

這個方劑一般用於慢性病晚期的危重病人，如肺源性心臟病、腎臟疾病、肺癌等，當患者已經出現呼吸功能衰竭，無法獨立吸入氧氣時。由於缺氧，這類人無論在什麼溫度下都會全身大汗，這就是中醫所說的「亡陽之汗」，雖然出汗，但身體摸上去卻感覺冰冷。此藥在此時使用，主要是利用「回陽救逆」的作用，意即在生命之燭將熄滅之際，最後再點亮一絲火苗。

仔細分析這些藥物會發現，有些補腎陰的藥物也可以歸為補腎陽的範疇，這是因為中醫中的陰陽觀念是互為根基的，你中有我，我中有你。如果一定要做區別，補腎陽的藥物一般比補腎陰的藥物偏熱，因為它們主要是用來「點亮火苗」的。這意味著，適合使用補腎陽藥物的人，通常會有較嚴重的虛寒問題，如怕冷、畏寒、遇冷加重等；而如果寒冷的問題不那麼嚴重，則最好從補腎陰的藥物入手，逐漸轉為補腎陽的藥物，這樣可以保證在補足「蠟燭」的同時，也能「點亮火苗」。

7

女性別輕易活血，要感謝月經量少之恩

中醫專家普遍認為，女性要想保持健康，必須保證「兩通」：一是大便通，二是月經通。

但提到「通」，很多人的第一反應是清熱通便、活血化瘀。的確，這在某些情況下是必要的，比如吃了上火的食物，或者瘀血嚴重時。然而，這種情況其實比較少見。許多女性大便不通、月經不順，並不是因為有明顯的阻塞，而是因為身體過於虛弱，潤滑不足，推動無力，這多與「腎虛」有關。

便祕也可能是因為腎虛

長期便祕，特別是女性或者體弱者，多是虛性便祕，其中一些甚至是由於長期使用瀉藥所引起的。因為瀉藥多為苦寒藥，會直接損耗陽氣；從西醫角度來看，許多瀉藥會使腸道產生依賴，最終可能導致通便藥失效或需要加量才能達到通便效果，因為腸道被瀉藥「慣壞」了，蠕動能力逐漸衰退。這些患者的便祕並不是因為大便乾燥，而是排便無力。此時，若想通便，必須使用補法，例如生白朮、當歸。在此基礎上，中醫會用到肉蓯蓉，因為肉蓯蓉具有補腎的作用，能從根本上促進腸道排便。

中醫有一個通便的經典方劑—「濟川煎」，是治療虛性便祕的基礎方。其中入腎經的藥材有當歸、牛膝、肉蓯蓉和澤瀉，這幾種藥材是基礎，旨在改善腸道乾枯的狀態，滋潤腸道以促進通便。後世用來治療虛性便祕時，一般都會使用其中的肉蓯蓉和牛膝。

月經量少，別急著活血化瘀

另一個是月經通。

很多人誤以為月經量必須很多才算通，事實上，月經量少也是正常的，甚至可能是女性身體的一種自我保護機制。

之前我提過一位出汗嚴重的女病人。在她出汗最嚴重的那一年，月經停止了。後來，當她的出汗情況稍微好轉後，月經才開始恢復。然而，剛開始恢復時，月經量非常少，顏色也特別淡。她詢問我是否可以服用活血化瘀的藥物，以使月經更加通暢。我開玩笑地說：「千萬別！你得感謝月經量少之恩。」

因為如果身體這條「大河」沒有水，生殖系統這條「小河」是不可能充盈的。即使活血後月經量稍微增加，也是從「大河」中強行分流出來的。如果強行活血，則會違背身體的自然規律，反而會損傷「大河」，傷及「青山」。

女性在哺乳期通常不會有月經，這是因為哺乳對女性身體造成了巨大的消耗。為了保證後代的繁衍，身體會集中力量應對這個消耗，因此月經會暫時中斷，以減少能量的損耗。儘管哺乳期女性可能沒有月經，但部分婦女此時仍可能排卵，因此仍有受孕的可能。有些家庭的兄弟姐妹之間相差不到一年，通常是因為母親誤以為在哺乳期沒有月經就不會懷孕[6]。

如果本身氣血不足，使用活血化瘀的藥物可能會破壞身體的自我平衡。即使透過活血使月經量增加，但如果身體無法修復因出血過多而造成的損失，可能會引發更多的問題。因為她們的月經不通，不是因為瘀，而是因為虛。

6 編註：一般哺乳婦女泌乳激素會上升，而泌乳激素的上升會抑制排卵，所以沒有排卵就不會有規則的月經。一旦哺乳次數減少，泌乳素減少就會開始排卵，停止哺乳後約 1-2 個月月經就會恢復。

更年期月經量少是好事

還有一種情況是在接近更年期時，40多歲的女性月經量開始減少，這是正常的，甚至可以說是好事。如果這個年紀月經量反而增多，那倒麻煩了。

因為接近更年期，身體完成了生殖這個天職，開始進入「退休」階段，身體會自動進行節能調節。月經量變少是這種自我調節以節能的信號。在這種情況下，不應該透過活血化瘀來增加經血量。如果想調節月經，應以補血為主；而且最好使用入腎經的補血藥，一方面從根本上補充血液，另一方面，補腎有助於抗衰老，延緩卵巢的提前衰老。

像那些月經量少、顏色淡，拖延時間長，總是感覺有氣無力，手腳冰涼的女性，補腎養血才是她們正確的通經辦法。比如「八珍丸」、「烏雞白鳳丸」等，這些藥方才是她們的通經藥，而絕對不是益母草或「少腹逐瘀湯」之類的活血藥方。過度活血，或在非血瘀體質下過度使用活血藥，只會加重血虛所導致的不通。而且，即便是有瘀血的人，中醫使用活血藥也應該見好就收，因為很多活血藥是破氣的。所謂「破氣」，就是會損害身體自身的功能和節奏，是在勉為其難，久服會讓人體質變虛。

CHAPTER 04

「腎虛」要吃什麼？怎麼吃？

1

中醫講「鹹入腎」，應該多吃鹽嗎？

中醫學認為，藥物和食物具有酸、苦、甘、辛、鹹等五種味道，這五味對應五臟，其中酸入肝、苦入心、甘入脾、辛入肺，而鹹味則入腎。鹹味的食物或藥物能補腎。

提到鹹，人們首先會想到鹽，許多老年人也會說：「不吃鹽，身體會發軟。」但在控制高血壓時，醫生反覆強調要少吃鹽，因為鹽會使血壓升高。這是否意味著中醫不科學呢？

維持水液代謝的平衡，是維持生命的關鍵

在討論這個問題之前，需要先了解，中醫所說的「腎」與西醫的定義有所不同，而鹹味所指的也不是單純的鹽。

中醫所說的「腎」是什麼？

中醫所說的腎不是參與泌尿、影響血壓的西醫所說的那個腎臟。中醫的腎，指的是身體這棵大樹的樹根，這座大樓的地基，是生命的「先天之本」，即生命的基礎。

那麼，在維持生命的過程中，什麼是最基礎的呢？不是心臟的跳動、肺臟的呼吸或胃腸的蠕動，而是決定這些功能狀態的水液代謝。雖然體液中血液的電解質微量，但它們的偏差可以導致心臟驟停或呼吸衰竭。因此，維持水液代謝的平衡是維持生命的關鍵，也是最基礎的。

人類知道吃鹽之前，是怎麼維持水液平衡的

我們身體的70%是水，因為人類就是從水生進化為陸生的物種。上岸之後，身體的器官仍舊適應著水環境，所以必須維持身體內足量的水，但這些水必須保持正常的滲透壓。也就是說，體液不能像白水那樣稀薄，而是要含有一定的「料」，這些「料」就是各種電解質，其中包括食鹽中的鈉離子。鈉離子可以使血液不至於過於稀薄，幫助維持體液的正常滲透壓。然而，我們在出汗或小便時，會流失水分和電解質。為了維持體液的酸鹼平衡，我們需要透過攝取鹽分來補充這些電解質。

研究顯示，人類食用鹽的歷史，遠不及人類歷史的六百分之一。在人類學會使用鹽之前，他們是如何維持水液平衡

並生存下來的呢？答案是依靠茹毛飲血：獵物的血液和組織器官中含有鹽分，肉食使古人獲得了所需的鹽分。

然而，到了農耕時代，人類從以肉食為主的飲食逐漸轉變為以穀物和果蔬為主的飲食，這使得食物中的鹽分不足。因此，人們開始透過額外添加鹽來維持體內的水液平衡。

據說在神農時代，人們首次從海水中提煉出鹽，這一發現使食物變得更加美味，並逐漸成為現代飲食中的必需品。

鹽是維持人體水液滲透壓平衡的必要物質，而滲透壓是生命機能的基本保障。這一關鍵的水液平衡，自然需要由腎這個生命的「根基」來維持。這也就是「鹹入腎」的機理所在。

中醫也提倡控鹽

或許有人會問，現代人高血壓的情況如此嚴重，而高血壓主要是因為攝取過多鹽分，那麼「鹹入腎」這個概念是否也需要推翻？其實並非如此，「鹹入腎」有兩個重要的重點：

首先，鹽，無論是食鹽還是其他形式的鹽，始終是人類生存所必需的。雖然我們攝取的鹽不一定僅來自食鹽，但所有口味重的食物中都含有鹽。食鹽中的鈉能突顯食物的滋味。即使你不直接吃鹽，像雞精、味精以及各種調味品（包括甜味食物）中，鹽也是提升滋味的必要添加劑。

所以，人類永遠離不開鹽，鹹味始終是生命的基礎，只不過我們的鹽攝取方式變得更加多樣化，而問題正出在這個多樣化上。

其次，既然鹽是基礎物質，其攝取量也不應該無限制地增加。應以滿足基本需求為重，當水液代謝能維持平衡時，器官和組織的正常運行才能得以保障。攝取過多鹽分會打破這個平衡，這與現代西醫所提倡的限制鹽分攝取的原則是一致的。

2
冬天去海南，可能是最高級的傷腎

一年四季的變化有其規律，所謂春生、夏長、秋收、冬藏。春天萬物復甦，開始生長；到了夏天，植物生長旺盛，植被豐茂；秋天氣溫開始降低，植物逐漸落葉，生機減緩；冬天時，動物進入冬眠，多年生的植物只有根部還活著，整個大自然萬物凋零。

人體也應該回應這些自然規律，所謂「天人相應」，人體的變化也會遵循這些規律。中醫治病養生就是要順應這個規律，特別是中醫所說的腎，冬天是最好的補益季節，因為冬天是腎所主的時期。

從西醫角度來看，天冷時身體的代謝會降低，相當於生命的火苗不再持續燃燒，因為火苗變小比持續燃燒能更有效地節約能量。然而，當火苗變小時，正是身體補充能量庫存的時候。這也是動物冬眠的原因之一，冬眠其實是一種節約和補充「庫存」的機制。由於人類早已失去了冬眠的本能，取而代之的就是中醫說的——冬天要封藏，也就是要減少能量消耗，多補充能量。

從這個角度來看，當前很多生活方式其實是不符合這一自然規律的。

例如，冬天時，許多北方人會移居到南方，像是很多東北人會在海南買房，冬季則移居避寒。撇開經濟發展和謀生的考量，如果這些移居海南的長者有嚴重的呼吸系統疾病，那麼遷居確實是有其必要的。因為肺是「嬌臟」，肺系疾病最怕受涼，冬天呼吸道疾病更容易發作，一次急性發作就是對心肺功能的一次損傷，若出於這個目的，移居到溫暖地方是有價值的。

但如果沒有治療疾病的迫切需求，冬季仍然選擇去溫暖如夏的地方，對生命的蠟燭可能就是一種過度消耗。根據統計，熱帶地區的人均壽命通常低於寒冷地區，這是因為在熱帶地區，生命的「蠟燭」四季燃燒，而在寒冷地區，人們至少有兩季可以「收藏」，這樣可以延長蠟燭的燃燒時間。

為什麼廣東人喜歡熟地龍骨湯

就是因為這個原因，廣東人才有了喝湯的習俗，這些湯多數會加入中藥。其中一個最常見的例子就是「熟地龍骨湯」。這個湯使用熟地黃，如果是夏天，可以將熟地黃和生地黃各半，分別用10至20克，與2至3斤豬脊骨一同煮湯。做法類似於平常燉骨頭湯，當肉煮爛後就可以吃肉喝湯，生地黃和熟地黃也可以一併食用。這個湯味道很好，雖然有些微藥味，但整體滋補感很強。

熟地是入腎經的藥材，而豬脊骨和羊脊骨都是可以選用的。選擇脊骨的原因在於脊骨含有骨髓，而骨髓也入腎經。因此，這個湯被視為典型的補腎湯。廣東人了解天氣炎熱會加重身體消耗，過度消耗會動搖身體的根基，因此他們會在日常生活中潤物無聲的補充所需，彌補身體的虧損。

東北人「貓冬」是因為懶嗎？

相比之下，寒冷的東北地區並沒有這種習慣。雖然東北人不像廣東人那樣講究進補，但他們在冬天有「貓冬」的習慣。因為天氣寒冷、地面結冰，加上農閒，人們通常會待在家裡，很少勞作。從表面上看，這似乎是環境所迫，甚至有人會認為這是東北人懶惰；但實際上，這種「懶」正是順應身體規律的表現。冬天應該進行封藏，而「貓冬」正是一種封藏方式，這既是生活的需求，也是自然本能的表現。

非當令蔬菜為什麼不宜多吃？

經常有人笑說，過去的北方在冬天只有白菜、蘿蔔、馬鈴薯和甘藷，沒有新鮮的蔬菜難道中國人真的無法提前種出非當令的蔬菜嗎？別忘了，中國有「四大發明」，對人類文明的貢獻無法與其他民族相比，何況中國還是農業大國。憑藉如此智慧和經驗，種出跨越季節的非當令蔬菜並非難事。然而，之所以沒有這樣做，是因為非當令的蔬菜違反了生理規律，意味著對身體機能的擾動和干擾。

例如，如果在冬天開始吃香椿、春筍這些芽苗菜，就會給身體一個錯誤的信號：以為春天已經來臨，身體應該提前調整為春天的生長節奏。本應該在冬天進行儲藏的時期，卻提前進行過度生發，這顯然會對「庫存」造成提前消耗，這自然是不符合中醫原則的。

馬鈴薯、蘿蔔和甘藷都是植物根部，是植物能量的儲藏之處，最適合在人體的儲藏季節食用。所以，深諳中醫理論的人不會選擇「非當令蔬菜」，這不僅僅是因為農藥和化肥的問題，更是因為他們遵循「在正確的時候做正確的事」的原則。

中國沒有非當令蔬菜，就像中醫沒有解剖學一樣，不是不能，而是不為。

冬季泡溫泉，吃火鍋會傷胃

從這個角度來看，冬天的各種違反封藏的生活方式，就是一種「作」，就是在傷腎。比如，冬天頻繁泡溫泉、吃非常辣的麻辣火鍋，看似是在暖身，但這樣的暖身實際上是在消耗原本應該減少的能量。

被認為有養生作用的溫泉，大多含有硫磺。前面提到過，硫磺入腎經，有壯陽作用。對於身體特別怕冷的全身腎虛者，或者有陳舊損傷的局部腎虛者，含硫的溫泉適合使用。但如果沒有這些問題，頻繁泡在含硫的溫泉中，就等於是人為地增加能量消耗。吃麻辣鍋也是如此，雖然火鍋可以提供暖和感，但調味料中的辛辣成分會刺激身體，這樣的飲食方式也會增加能量消耗。因此，麻辣火鍋容易引起「上火」，而這種「上火」往往是以傷陰為基礎的。

改善生活方式，這些病也有可能根治

這些現代生活中的新方式和習慣，在不同程度上違背了「冬藏」的養生主旨。你可能會說，雖然這些做法似乎違背了傳統，但現代人的壽命仍舊延長了很多呀！

是的，像北京、上海這樣的大城市，人均壽命已經接近80歲。但這在很大程度上是醫療保健的結果，而這種保健並不是生命品質的改善，而是對生命狀態的維持。許多人可能從70歲起就生活不能自理，甚至臥床。在過去醫療條件較差的時代，老人去世得早，而現在透過這種維持，讓老人家在病床上活到80歲。資料統計的平均壽命就是這樣延長來的，但這樣的健康狀態幾乎沒有品質可言。

換句話說，醫學再發展，所能做到的也僅是維持生命和緩解疾病，很少能根治。例如糖尿病，它是由少動多吃所導致的。即便現在有了胰島素，糖尿病的發病率和併發症的發病率仍然居高不下，因為只要是生活方式導致的疾病，唯一能根治的方法就是改善錯誤的生活方式。

具體到「腎虛」這個問題上，即便你不想額外進補，但至少在冬天這個收藏的季節，選擇不「作」，順應自然規律，不刻意地躲避寒冷，也是一種有效的補腎方法。

3
好的補腎藥，大多具備這三大特點

補腎的中藥有很多種，通常補腎效果較強的藥材具有三個特點：1. 是黑色的；2. 植物的根莖或種子；3. 所謂的「血肉有情之品」。

補腎藥為什麼大多是黑色的

補腎藥為什麼大多是黑色的呢？

前面提到，當人病入膏肓時，無論原本的膚色有多白，皮膚都會變得暗沉甚至發黑。中醫形容這種黑色「如地蒼」，意指像黑土般深沉且無光澤。

黑色是最能吸收能量的顏色，沒有光澤意味著不反射光線，這樣的身體狀態能完全吸收外界的能量，包括燈光等光源的能量。補腎藥大多呈黑色，也是基於這個道理。黑色的藥物與食物被認為具有較高的能量，能補養身體的深層結構，進而增強腎氣。

以薑為例，生薑性溫，當我們受涼或脾胃虛寒時，可以用生薑泡茶或煮薑湯來暖身溫胃。

生薑晾乾後即為乾薑，乾薑的顏色比生薑更深，且熱性更強。乾薑主要用於治療受寒後腹痛、腹瀉，以及中焦虛寒較嚴重的情況。

當乾薑經過炮製變為黑色時，就成為炮薑。炮薑的熱性比乾薑更高，中醫常用炮薑來治療嚴重腹瀉和虛寒導致的月經淋漓不盡。

如果繼續將炮薑炒製，則成為炮薑炭，這時薑已徹底變黑。炮薑炭主要用於治療極度虛寒，虛寒到出血不止，瀉利不止。

再例如，當出現上火或內熱時，中醫通常會使用清熱去火的藥物。但很多上火的人其實是虛寒體質，或者是處於女性經期，此時清熱藥不宜過量或過於猛烈。這時，有經驗的中醫會將清熱藥材如龍膽草、梔子、黃芩、白茅根之類，炒製到變黑變成炭，而且炒製的火候要保證炒炭存性，就是既讓藥物變黑成炭，還要保持原來的藥性。這樣處理後的藥物，既能清熱去火，又不會損傷正氣，避免加重虛寒。

炒製是讓藥物顏色逐漸加深直至變黑的過程，這實際上是一種增加能量的方式。例如，我們小時候若因為食積（消化不良），爺爺奶奶會將饅頭片烤至焦黑，讓我們食用，這樣食積很快就能得到緩解。因為碳化的饅頭片能量較高，能幫助胃腸吸收和消化，相當於食物中的「胃動力藥」。因此，許多補腎藥材，如熟地黃、何首烏，還有黑芝麻、黑豆等食物，都是黑色的。

補腎藥物為何多是植物的根或者種子

第二，最好選用植物的根或種子。

在中醫理論中，有「取類比象」的概念，意思是同類事物之間存在共性，治病養生時應借助這種共性。比如，腎在中醫學中被視為人體的根基，類似於大樹的根，因此補腎時常用植物的根部，如人參、熟地黃、山藥，因為整株植物的能量都封藏在根部。

一年四季遵循春生、夏長、秋收、冬藏的變化規律。到了秋冬，陽氣開始回收，那陽氣回收到哪裡去呢？在人體內，陽氣回收至體內深處，消化系統功能因此增強，這也是為何立秋後常見胃口大開。而植物在秋冬則是葉子脫落，營養回收到根

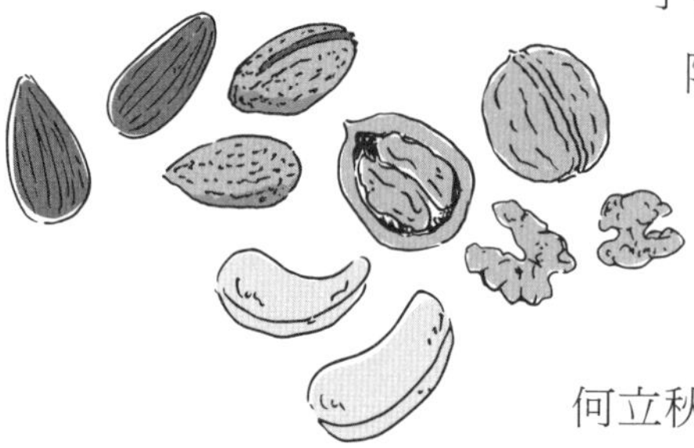

部。因此，秋天適合食用根莖類植物，如馬鈴薯、蘿蔔、甘藷等。許多中藥的根莖類藥物大多入腎經，並且在冬天使用時療效最佳，因為這些藥材紮根於土壤，含有整株植物最濃縮的營養，例如山藥。山藥雖然和馬鈴薯同為根莖類植物，但它也是經典補腎方「六味地黃丸」中的一味藥。「六味地黃丸」由三種補藥與三種瀉藥組成，藉此達到陰陽平衡、水火交融。

這三味補藥分別是熟地黃、山茱萸和山藥。能與前兩味補腎重劑齊名，足以證明山藥的功效。另一個著名的方劑是前面提到的「薯蕷丸」，這是醫聖張仲景治療虛勞的主要方劑，後世醫家稱其為補虛勞的祖方，而其中的「薯蕷」就是山藥。

「薯蕷丸」中，山藥的用量是當歸、桂枝、地黃、人參、阿膠等補氣養血藥的三倍。因山藥為君藥，方才以其命名。另有一方，名為「無比山藥丸」，出自《千金要方》。此方在「六味地黃丸」的基礎上，減少了瀉的澤瀉，強化了山藥的補腎作用。

山藥在湯藥中使用時，一般不會超過30克，因為山藥容易煮糊，怕因此影響藥效。然而，作為食物，每天可以食用30至60克，無論是蒸食還是煮食皆可。雖然山藥單獨食用，沒有其他藥物輔助，但中醫強調「藥單力專」，意思是，單味藥只要目標明確、劑量足夠，療效也能達到「穩、準、狠」。因此，在秋天可以用山藥作為一餐的替代，不知不覺間，就已經在為身體「培根固本」了。

除了植物的根，能補腎的還有種子。「五子衍宗丸」便是補腎的經典方劑，這個方劑使用了五種植物的種子，來解決腎不固攝、身體「漏水」的問題。同樣，核桃、芝麻等也能健腦，正是因為它們是種子，而種子是植物中能量最集中的部位。雖然種子體積小，但其內含的能量足以孕育出新的生命。透過使用種子補腎，進而填充髓海，為大腦提供充足的能量。

最高級的補腎藥為什麼多是動物類藥物

第三，補腎藥中最高級的品類是「血肉有情之品」，即動物類的藥物，如阿膠、龜板以及動物的骨髓等。「血肉有情之品」的運用，彰顯了中醫理論的獨特特點。

阿膠是一種補血的中藥，而且是入腎經的補血藥，因此被譽為「補血聖藥」。阿膠屬於「血肉有情之品」，因其是由驢皮和東阿井水熬製而成。那麼，為什麼中醫選擇驢皮而非牛皮或豬皮來製作阿膠呢？這正是中醫理論的精妙所在。

從物種進化的角度來說，驢是非常高階的動物。驢子一胎只生一子，而且孕期是12個月，這正是一個物種的高級所在。只有物種足夠高階，才能和人產生情感交流，才能「有情」，驢是很通人情的。相對而言，蛇雖然也是動物，其蛇膽是入藥的，但絕對不是補藥，而是清熱利膽的藥。由於蛇是冷血動物，物種屬性較低，較難表現出「有情」，這也是「農夫與蛇」故事的由來。因此，物種與人類這一高階動物的距離越近，其補益效果才越容易被人體吸收。

4

為什麼楊貴妃要吃阿膠，梅蘭芳會吃石斛？

楊貴妃和梅蘭芳的駐顏祕密

既然提到阿膠，就不得不說到與阿膠補腎相關的一個例子，那就是中國四大美人之首——楊貴妃。

許多古詩中描述她「膚如凝脂」，顯示她的皮膚狀態極佳，宛如玉石般光滑。楊貴妃究竟如何維持這樣的美貌呢？一首古詩揭示了她的美容秘訣：「暗服阿膠不肯道，卻言生來為君容」，這句話表明，楊貴妃的美容法則就是食用阿膠。占盡當時美容養顏最優成果的楊貴妃，唯獨將阿膠視為祕密，顯然是因為阿膠擁有其他藥物無法比擬的療效。

京劇大師梅蘭芳在66歲時扮演旦角，無論是容貌還是聲音都令人驚豔。這其中的原因之一，據說是梅先生非常注重養生，他每天都會用石斛泡茶。

雖然中藥種類繁多，宣稱具有駐顏美容效果的藥物也不少，但楊貴妃和梅先生為什麼特別選擇了阿膠和石斛呢？原因很簡單，這兩種藥物都是入腎經的。只有入腎經的藥物，才能從根本上對身體進行補益。皮膚的水嫩彈性主要取決於皮膚中「結合水」的含量，而只有入腎經的藥物才能夠補充到這一層面。

自由水和結合水

我們攝取的水分，一部分會透過胃腸進入血液，再由血液流經腎臟，被腎臟過濾後，最後以尿液的形式排出，這部分水被稱為「自由水」。還有一部分水則被身體組織中的蛋白質所吸附，以保持器官結構的豐盈和挺拔。

這點我們可以從超市裡的新鮮肉類觀察到。越是新鮮軟嫩的肉類，其質地越顯得鮮靈而挺實。雖然肉中含有明顯的水分，但即使擠壓也很難擠出水來，因為這些水分與肉中的蛋白質緊密結合。這種水分稱為「結合水」，而人的皮膚彈性也主要依賴於其中的「結合水」。

這個「結合水」什麼時候會減少？隨著年齡的增長，它會逐漸減少，因此我們選擇肉類時常會選擇羔羊肉或童子雞。而人隨著年齡的增長，組織中的「結合水」會減少，這也是為什麼老年人的身體容易出現抽搐、皮膚和肌肉萎縮的原因。而衰老就是中醫說的「腎虛」。即使年輕的人，如果身體提前衰老，也會出現「腎虛」，此時，組織中的「結合水」會顯著下降。因此，身體狀況不佳的人，皮膚會早早乾枯起皺、失去彈性，這正是因為身上的「結合水」減少了。

前面提到過，腳跟疼痛可能是腎虛的信號。因為腳跟下方有一層軟墊組織，用來緩衝走路或跑步時的震盪。這層軟墊的彈性主要來自足夠的「結合水」。隨著年齡增長或腎虛的發生，「結合水」減少，導致軟墊的水分流失，變薄變乾，彈性下降，這樣當你踩地時就會感到疼痛。

再以咳嗽為例，中醫治療咳嗽時會採取潤燥滋陰的方法，有兩個代表方劑：「桑杏湯」和「清燥救肺湯」。其中，「桑杏湯」主要使用入肺經的潤燥藥，適合治療乾燥引起的輕症；而當乾燥程度加劇，甚至出現傷陰或咳血的情況時，則應使用「清燥救肺湯」。這方劑比「桑杏湯」多了兩味入腎經的藥材，即地骨皮和阿膠，旨在從根本上為呼吸道補充「結合水」，恢復因乾燥而受損的功能。

梅蘭芳用石斛是為了護嗓。由於他每天都要練功和唱戲，嗓子和聲帶長期過度使用，肯定有一定程度的局部「腎虛」。石斛是入腎經的補陰藥，能夠幫助改善聲帶的早衰，補充逐漸減少的「結合水」，從而避免發聲時的嘶啞和乾咳。

石斛和阿膠有什麼區別

石斛和阿膠有什麼區別？除了都入腎經外，石斛的性味偏寒，較適合陰虛且伴有明顯虛熱的患者，或因熱病所致的口乾煩渴、視力模糊、筋骨痿軟等症狀。而阿膠性味平和，無論是偏寒或偏熱的陰虛，阿膠均可使用。

石斛和阿膠都是價格比較高的藥物，其實不光是它們。事實上，補腎的藥物普遍價格都偏高，這與其使用的材料有關。治療感冒的中藥多為樹枝、樹葉或花，而補腎藥物則主要使用根和種子，這些材料的生長週期比樹枝和樹葉更長。至於「血肉有情之品」，則來自於進化較高階的生命體，其價格自然更高。

國家圖書館出版品預行編目資料

祛濕養腎，精力旺、少生病、更年輕 ： 腎虛是早衰多病的根源 / 佟彤著.
——初版——新北市：晶冠出版有限公司，2024.10
面；公分．——（養生館；54）

ISBN 978-626-99005-0-3（平裝）

1.中醫 2.養生 3.健康法

413.21 113013107

作品名稱：《腎虛不是病》
作者：佟彤
本書繁體中文版經江蘇鳳凰科學技術出版社有限公司授權，由晶冠出版有限公司出版繁體中文版本。

養生館 54

祛濕養腎，精力旺、少生病、更年輕
——腎虛是早衰多病的根源

作　　者　佟彤
審　　訂　陳柏儒／南京中醫藥大學中西醫結合臨床博士、
　　　　　南京中醫藥大學中醫內科碩士
行政總編　方柏霖
副總編輯　林美玲
校　　對　蔡青容
封面設計　黃木瑩
出版發行　晶冠出版有限公司
電　　話　02-7731-5558
傳　　真　02-2245-1479
E-mail　ace.reading@gmail.com
FB粉絲團　https://www.facebook.com/ace.reading
總 代 理　旭昇圖書有限公司
電　　話　02-2245-1480（代表號）
傳　　真　02-2245-1479
郵政劃撥　12935041 旭昇圖書有限公司
地　　址　新北市中和區中山路二段352號2樓
E-mail　s1686688@ms31.hinet.net
印　　製　福霖印刷有限公司
定　　價　新台幣380元
出版日期　2024年10月 初版一刷
ISBN-13　978-626-99005-0-3